Glutatione e N-acetilcisteina (NAC)

Il microbioma intestinale: la nuova frontiera della medicina

Settimo volume della collana

Prevenzione o cura? Guida alla medicina funzionale

Collana di Medicina Funzionale
diretta dal Dr. Giuseppe Rotolo

*A tutti i Ricercatori che con
Generosità e abnegazione
accrescono le Conoscenze nel silenzio
per donare un futuro migliore a tutti
noi*

Indice

Giuseppe Rotolo   Medicina Funzionale

Giuseppe Rotolo   Medicina Funzionale

Giuseppe Rotolo   Medicina Funzionale

Prevenzione o cura? Guida alla medicina funzionale

Disclaimer

Questa collana e questo libro in particolare offrono informazioni e aggiornamenti in medicina. Il libro non deve essere utilizzato come sostituto di una consulenza clinica competente, di una diagnosi o di un trattamento.

Per dare ai lettori un'idea della complessità e nello stesso tempo fornire ai medici (ed altri professionisti) uno strumento sinottico vi segnalo il sito Biochemical Pathways:

www.tinyurl.com/mr4xzr5v

Usa il codice QR o il link breve per accedere all'articolo.

Visione d'insieme dei percorsi biochimici presenti nel nostro corpo coinvolti direttamente o indirettamente nel metabolismo umano.

Considerando la complessità dei processi biochimici che avvengono nel nostro organismo, è importante consultare sempre il proprio medico di base.

Questo libro vuole essere una fonte di preziose informazioni internazionali per il lettore, tuttavia non è inteso, in alcun modo, come un sostituto alla diretta assistenza di esperti e non deve essere interpretato come una raccomandazione per una terapia specifica, un piano terapeutico o un'altra azione terapeutica. L'uso di queste informazioni non sostituisce le consulenze e il consiglio di medici specialisti, diagnosi o trattamenti con terapeuti qualificati e competenti.

Le informazioni potrebbero cambiare rapidamente e pertanto, alcune di esse potrebbero non essere aggiornate. Anche il sito di riferimento utilizzato per l'aggiornamento non può essere in alcun modo inteso come sostituto dell'operato di un medico o di qualsiasi altro professionista della salute indispensabile per mettere in opera le nuove scoperte scientifiche.

Credo che questa collana di libri, risultato di tanti professionisti americani, inglesi e italiani, sia un preziosissima occasione per medici, professionisti ma anche uno strumento da integrare in un complesso processo diagnostico che non può essere svolto senza il contributo dei medici.

Gli autori e i distributori di questo libro e di questa collana non sono responsabili di eventuali errori o sviste contenuti in questo libro o nel sito di aggiornamento. Qualsiasi utilizzo delle informazioni fornite nel libro e nel sito, non giustifica l'automedicazione.

Gli articoli contenuti in questo libro non costituiscono una proposta di offerta o di vendita per l'acquisto di qualsiasi sostanza o alimento.

Conflitti di Interesse

Dichiaro, nel momento in cui scrivo, l'indipendenza economica dalle compagnie farmaceutiche e dai laboratori di analisi cliniche. Questo libro è scritto con rigore scientifico e libertà consapevole, libera da legami o contratti con produttori di apparecchiature mediche per laboratori di analisi. È importante sottolineare che non ci sono conflitti di interesse che limitano la mia capacità di giudizio scientifico.

Nell'ambito della medicina funzionale, in cui l'attenzione è incentrata sull'ottimizzazione della salute attraverso la nutrizione, le vitamine e gli integratori, è importante mantenere trasparenza e indipendenza.

Voglio sottolineare che non ho alcun contratto con aziende farmaceutiche coinvolte nella produzione delle vitamine e degli integratori discussi in questa collana di libri. Inoltre, non ho affiliazioni o contratti con produttori di attrezzature per le analisi di laboratorio.

Gli aggiornamenti in medicina e in Medicina Funzionale

La medicina, da due decenni sta avendo uno sviluppo entusiasmante e tumultuoso. La genetica, l'epigenetica, la genomica computazionale, il sequenziamento shotgun, l'intelligenza artificiale, l'editing genomico con o senza il CRISPR Cas9 (premio Nobel 2020) e il bioma intestinale hanno aperto orizzonti vastissimi.

Articoli scientifici di alta qualità vengono prodotti giornalmente. L'intelligenza artificiale accorcia i tempi e diminuisce i costi di produzione di articoli scientifici di alta qualità, non sostituisce assolutamente l'operato dei ricercatori ma li assiste negli aspetti meccanici e routinari che appesantiscono e rallentano la ricerca.

Nella produzione di questa collana internazionale non potevamo che avere un approccio visivo uditivo e interattivo. I nostri libri rimandano a migliaia di articoli recenti, suggeriamo video che illustrano la complessa meccanica biochimica della cellula e suggeriamo un nostro sito per l'aggiornamento mensile degli articoli scientifici pubblicati.

Parte delle informazioni fornite dai libri diventano rapidamente obsolete, per tale motivo abbiamo attivato una pagina web dove mensilmente aggiungiamo i nuovi articoli forniti dalla rete di professionisti mondiali. Basta collegarsi ai link suggeriti per avere gli aggiornamenti gratuiti da noi studiati.

I nostri colleghi di New York, dalla Florida e dal Regno Unito hanno dato e continueranno a dare un contributo significativo per la creazione di questa collana di medicina funzionale.

Non mi rimane che augurarvi buona lettura anzi buona avventura. Pensate alle speranze che si aprono grazie a queste nuove ricerche!

Link per accedere agli aggiornamenti mensili

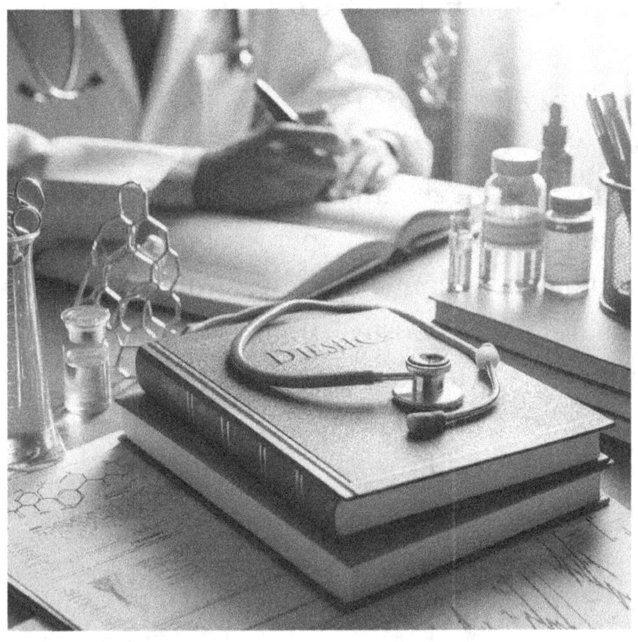

Usa uno dei link in basso o il codice QR a sinistra per visualizzare gli aggiornamenti.

www.bit.ly/a-gg

www.tinyurl.com/adhdautismo

Prefazione

Ti può servire questo libro?

Questo libro è indirizzato a coloro che vogliono prendersi cura della propria salute e prevenire le patologie. Lo stesso libro può essere utile ai colleghi medici che desiderano uno strumento di rapida consultazione per approfondire un argomento così complesso come il colesterolo e le sue implicazioni cliniche. In questo libro sono riportati innumerevoli articoli scientifici utili per iniziare un approfondimento che va completato con altri strumenti che esulano dallo scopo di questo libro.

Come usarlo

Il libro che hai tra le mani è il quinto di una collana di libri che possono essere letti o semplicemente consultati. Presto usciranno altri volumi che offriranno una panoramica della medicina preventiva e funzionale tipica della medicina moderna.

Prevenzione o cura? Guida alla medicina funzionale

Questo libro, quinto della nuova collana, si rivolge a medici ma anche a persone comuni che vogliono prendersi cura di sé prima che insorgano le malattie. Alcune parti di questi libri sono divulgative altre sono utili all'approfondimento. I medici e gli altri professionisti troveranno in questa collana uno strumento aggiornato per una rapida consultazione.
Il codice QR presente vicino ad alcuni articoli permetterà un rapido accesso alle informazioni scientifiche semplicemente inquadrando il codice con il cellulare o con il tablet.

Introduzione

In questo nuovo volume, il dottor Giuseppe Rotolo approfondisce un tema di grandissima importanza e attualità: la sensibilità al glutine non celiaca.

Sempre più persone riportano infatti disturbi e sintomi in seguito all'assunzione di glutine, pur non avendo una celiachia accertata.

Dopo una panoramica sui concetti base di medicina funzionale, il libro introduce il lettore alle proteine del glutine, alla loro struttura e ai cereali che le contengono.

Particolare attenzione è dedicata alle cause e ai molteplici sintomi della sensibilità al glutine non celiaca, una condizione complessa che coinvolge spesso anche l'apparato digerente.

Vengono quindi approfonditi gli aspetti diagnostici, dall'anamnesi ai test di laboratorio, per poter differenziare questa condizione da altre patologie.

Non mancano riferimenti alla gestione e ai benefici di una dieta priva di glutine.

Come nei volumi precedenti, anche in questo libro le affermazioni si basano su ricerche scientifiche aggiornate, rendendolo una risorsa preziosa per medici e pazienti.

Giuseppe Rotolo   Medicina Funzionale

Volumi di questa collana di libri di medicina funzionale

Oltre agli argomenti specifici di ogni libro, la collana Prevenzione o cura? Guida alla medicina funzionale si distingue per la sua accessibilità. Medici e professionisti sanitari troveranno informazioni scientifiche aggiornate e riferimenti utili per l'approfondimento, ma i libri sono scritti in un linguaggio comprensibile anche per i non addetti ai lavori. Questo li rende una risorsa preziosa per chiunque sia interessato a migliorare la propria salute e prevenire le malattie.

La collana di libri di medicina funzionale che hai tra le mani non è solo un manuale di istruzioni per la salute, ma una guida alla comprensione del funzionamento del corpo umano, una chiave per comprendere come le nostre scelte di vita possono influire direttamente sulla nostra salute. Ogni volume rappresenta un'occasione nel viaggio verso un benessere globale.

Puoi trovare la collana su Amazon rivolgiti al seguente indirizzo: www.tinyurl.com/efpbh6jp

Volume primo

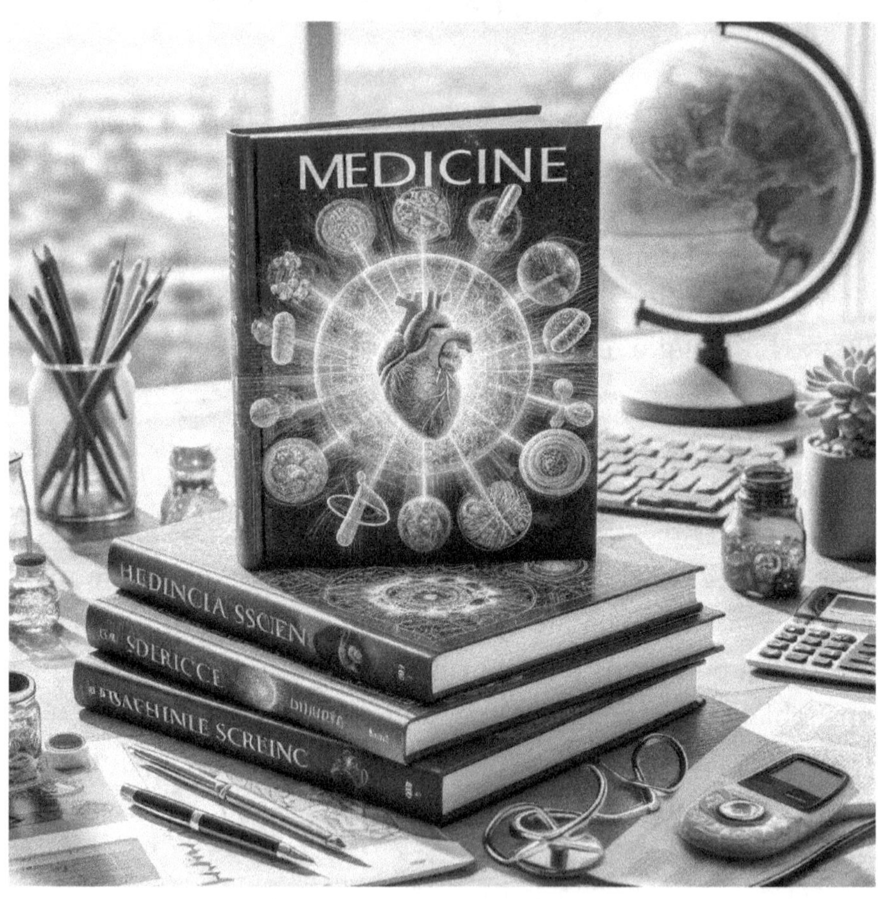

Il primo volume della collana di libri di medicina funzionale è dedicato alla vitamina D. Questo libro offre un'introduzione a questa vitamina essenziale (alcuni autori preferiscono definirlo un ormone), analizzandone il ruolo fondamentale nel corpo umano.

Inizialmente, il libro illustra come la vitamina D contribuisce alla salute delle ossa, supportando l'assorbimento di calcio e fosforo nell'organismo. Più avanti, il libro spiega come la carenza di vitamina D possa influenzare negativamente diversi aspetti della nostra salute, tra cui il sistema immunitario, la funzione cardiovascolare e persino il nostro umore.

Un particolare focus è dato all'importanza della vitamina D nell'ambito della medicina funzionale. Il volume non si limita a descrivere le funzioni e le potenziali implicazioni sanitarie di questa vitamina, ma fornisce anche suggerimenti pratici su come mantenere livelli ottimali di vitamina D attraverso l'esposizione al sole, l'alimentazione e l'integrazione alimentare.

Infine, il libro presenta una serie di ricerche scientifiche aggiornate per sostenere le affermazioni fatte, rendendolo una risorsa affidabile per i medici e i professionisti sanitari, ma anche per le persone comuni interessate a migliorare la propria salute e prevenire le malattie.

Secondo volume

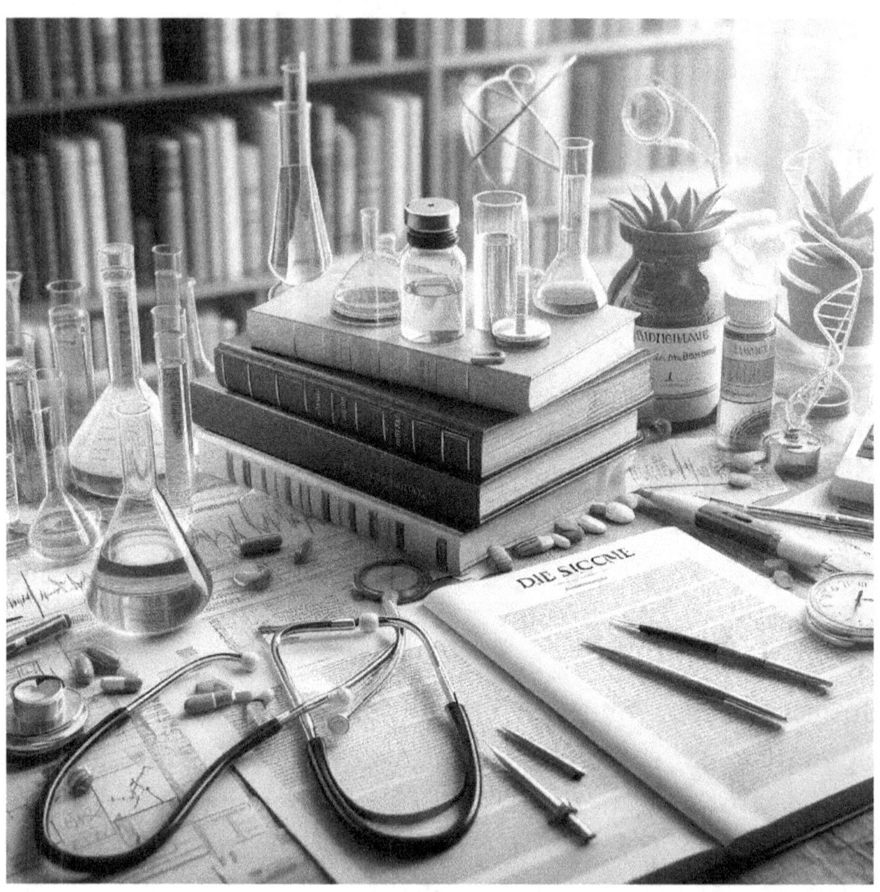

Il secondo volume della collana di libri di medicina funzionale si concentra su due problemi di salute molto diffusi: la depressione e l'ansia. Questo libro, come il primo, mira a informare sia i professionisti del settore sanitario che i profani, fornendo informazioni dettagliate e basate sulla ricerca scientifica più recente.

Nella prima parte del libro, la depressione e l'ansia vengono analizzate dal punto di vista della medicina funzionale. Si esplorano le cause di tali disturbi, mettendo in luce come fattori come l'alimentazione, lo stile di vita e l'equilibrio dei neurotrasmettitori possano influire sullo sviluppo di queste condizioni.

Un capitolo chiave del libro si concentra sul ruolo del sistema intestinale, o "secondo cervello", nella gestione della depressione e dell'ansia. Viene enfatizzata l'importanza della salute intestinale per il benessere mentale, introducendo concetti come l'asse cervello-intestino e il ruolo dei microbi intestinali.

Nella seconda parte del libro, vengono proposte strategie per affrontare e prevenire la depressione e l'ansia. Si parla di terapie non farmacologiche, come la meditazione e l'esercizio fisico, e di approcci nutrizionali specifici.

Come nel primo volume, le affermazioni e le raccomandazioni presentate nel libro si basano su ricerche scientifiche aggiornate, fornendo ai lettori un'informazione attendibile e facilmente comprensibile.

Volume terzo

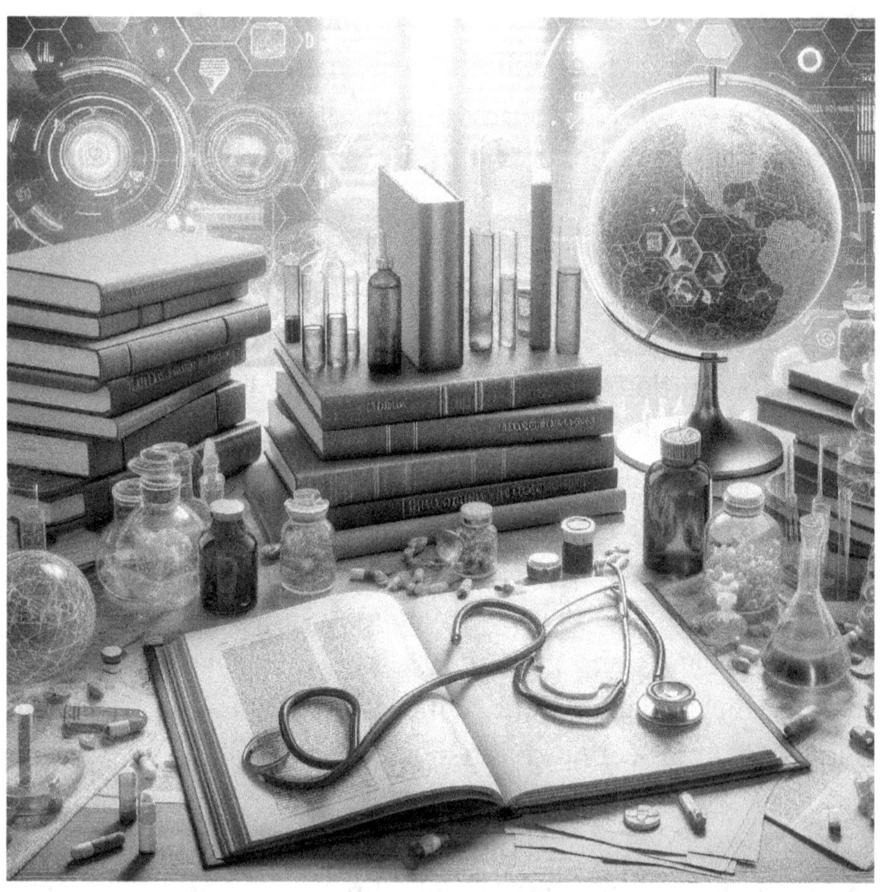

Il libro si concentra sulle gastroenteriti e su come la medicina funzionale possa essere utilizzata per prevenire e curare queste patologie. Vengono discussi diversi argomenti, tra cui la sindrome dell'intestino irritabile, la dieta a basso contenuto

Giuseppe Rotolo   Medicina Funzionale

di FODMAP, il disturbo funzionale, il microbiota intestinale, la gastroenterite, il glutatione, l'infiammazione, la digestione, l'ulcera peptica, la gastrite, la malattia da reflusso gastroesofageo (GERD), la colite ulcerosa e il role della nutrizione nella prevenzione e cura delle patologie gastrointestinali.

Il libro include anche una prefazione, un'introduzione, un indice e degli articoli scientifici. Vengono citati numerosi studi e ricerche scientifiche per supportare le affermazioni fatte nel libro.

Il volume fornisce una panoramica delle conoscenze attuali sulla medicina funzionale e sulle gastroenteriti, offrendo informazioni utili non solo per medici e professionisti della salute interessati a questo campo, ma anche per i non professionisti che desiderano approfittare delle conoscenze in medicina preventiva per mantenere una buona salute.

1. Il libro è strutturato in modo da essere facile da leggere e comprendere, anche per i lettori che non hanno una grande conoscenza medica.

2. Ogni capitolo si concentra su un aspetto differente delle gastroenteriti, come la loro definizione, le cause, i sintomi, la diagnosi, il trattamento e la prevenzione.

3. Il libro include molte illustrazioni, come diagrammi e immagini, per aiutare i lettori a comprendere meglio i concetti presenti.

4. Vengono presentati diversi tipi di gastroenteriti, tra cui la gastroenterite acuta, la gastroenterite cronica, la sindrome dell'intestino irritabile, la colite ulcerosa e la gastrite.

5. Il libro si concentra anche sulle possibili cause delle gastroenteriti, come l'infiammazione, l'intolleranza al glutine, l'intolleranza al lattosio, la flora batterica intestinale e i problemi di stomaco.

Volume quarto

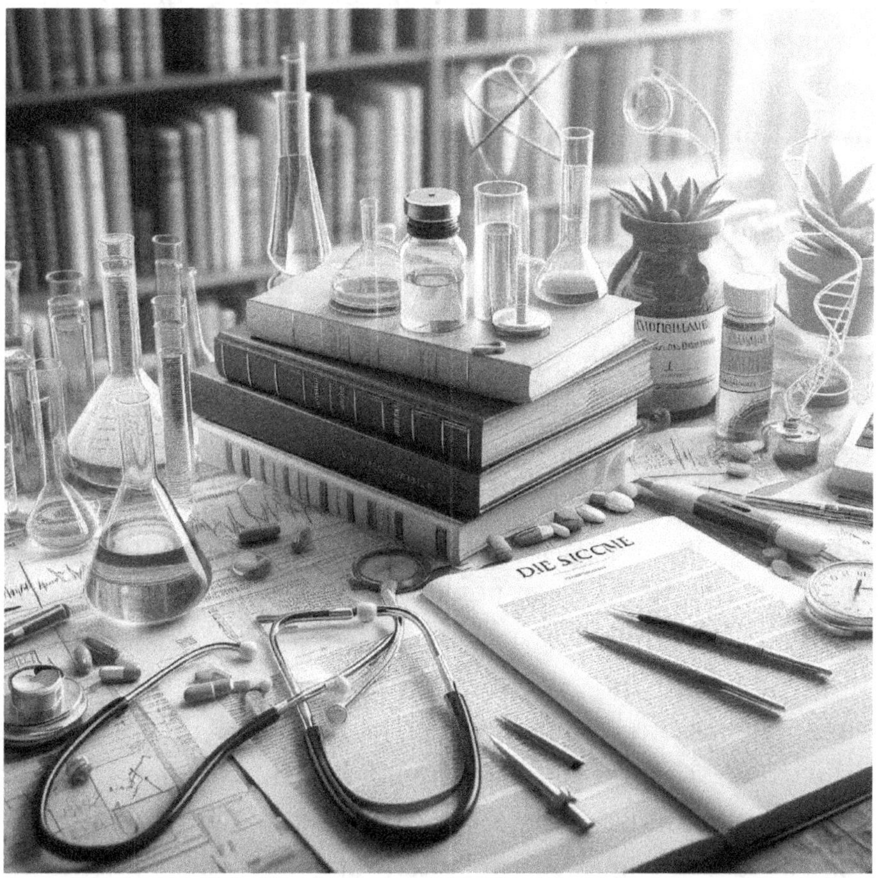

Il quarto volume si concentra sul rapporto tra colesterolo e salute e su come la medicina funzionale possa aiutare a ridurre i livelli di colesterolo in modo naturale. L'autore,

Giuseppe Rotolo   Medicina Funzionale

Prevenzione o cura? Guida alla medicina funzionale

Giuseppe Rotolo, è un medico ed esperto di medicina funzionale, che ha scritto diversi libri sull'argomento.

Il libro inizia spiegando il ruolo del colesterolo nell'organismo e come diventa un problema quando i livelli diventano troppo alti. L'autore esamina i vari fattori che contribuiscono al colesterolo alto, come la genetica, la dieta e lo stile di vita. Spiega inoltre come il colesterolo alto possa portare a vari problemi di salute, tra cui malattie cardiache, ictus e diabete.

La seconda parte del libro si concentra su l'approccio della medicina funzionale alla riduzione dei livelli di colesterolo. L'autore illustra l'importanza di identificare le cause alla base del colesterolo alto, come l'infiammazione, lo stress ossidativo e la salute dell'intestino. Fornisce inoltre consigli pratici su come abbassare i livelli di colesterolo attraverso la dieta, gli integratori e i cambiamenti nello stile di vita.

Il libro include una serie di articoli scientifici di pazienti che hanno abbassato con successo i loro livelli di colesterolo utilizzando l'approccio della medicina funzionale. L'autore fornisce anche una guida alla comprensione dei risultati delle analisi del sangue e all'interpretazione dei livelli di colesterolo.

Nel complesso, il libro fornisce un approccio olistico alla gestione dei livelli di colesterolo, sottolineando l'importanza di affrontare le cause alla radice del colesterolo alto e di utilizzare metodi naturali per abbassarne i livelli. L'esperienza dell'autore nella medicina funzionale e i suoi consigli pratici rendono il libro una risorsa preziosa per chiunque voglia migliorare la propria salute cardiaca.

- Il libro è diviso in due parti principali: la prima parte tratta della comprensione del colesterolo e dei suoi effetti negativi sulla salute, mentre la seconda parte fornisce consigli pratici per abbassare i livelli di colesterolo in modo naturale.

- L'autore introduce il concetto di "medicina funzionale", che si concentra sull'identificazione e correzione delle cause profonde delle malattie, piuttosto che sui sintomi.

- Il libro fornisce il nome di alcuni alimenti e sostanze che possono aiutare ad abbassare i livelli di colesterolo, come ad esempio i frutti rossi, le verdure, le noci e i semi, il pesce grasso e l'olio d'oliva.

- Inoltre, l'autore fornisce consigli su come modificare il proprio stile di vita per abbassare i livelli di colesterolo, come ad esempio esercitarsi regolarmente, perdere peso, ridurre lo stress e migliorare la qualità del sonno.

Volume quinto

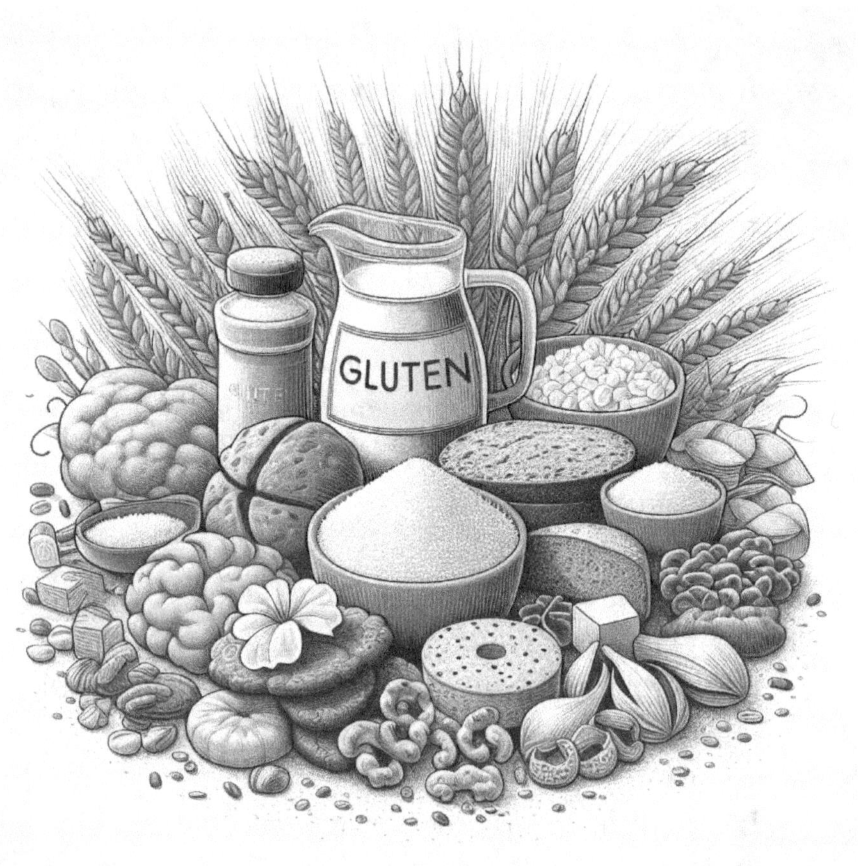

In questo quinto volume, il dottor Giuseppe Rotolo approfondisce un tema di grandissima importanza e attualità: la sensibilità al glutine non celiaca.

Giuseppe Rotolo   Medicina Funzionale

Prevenzione o cura? Guida alla medicina funzionale

Sempre più persone riportano infatti disturbi e sintomi in seguito all'assunzione di glutine, pur non avendo una celiachia accertata.

Dopo una panoramica sui concetti base di medicina funzionale, il libro introduce il lettore alle proteine del glutine, alla loro struttura e ai cereali che le contengono.

Particolare attenzione è dedicata alle cause e ai molteplici sintomi della sensibilità al glutine non celiaca, una condizione complessa che coinvolge spesso anche l'apparato digerente.

Vengono quindi approfonditi gli aspetti diagnostici, dall'anamnesi ai test di laboratorio, per poter differenziare questa condizione da altre patologie.

Non mancano riferimenti alla gestione e ai benefici di una dieta priva di glutine.

Come nei volumi precedenti, anche in questo libro le affermazioni si basano su ricerche scientifiche aggiornate, rendendolo una risorsa preziosa per medici e pazienti.

Sesto volume

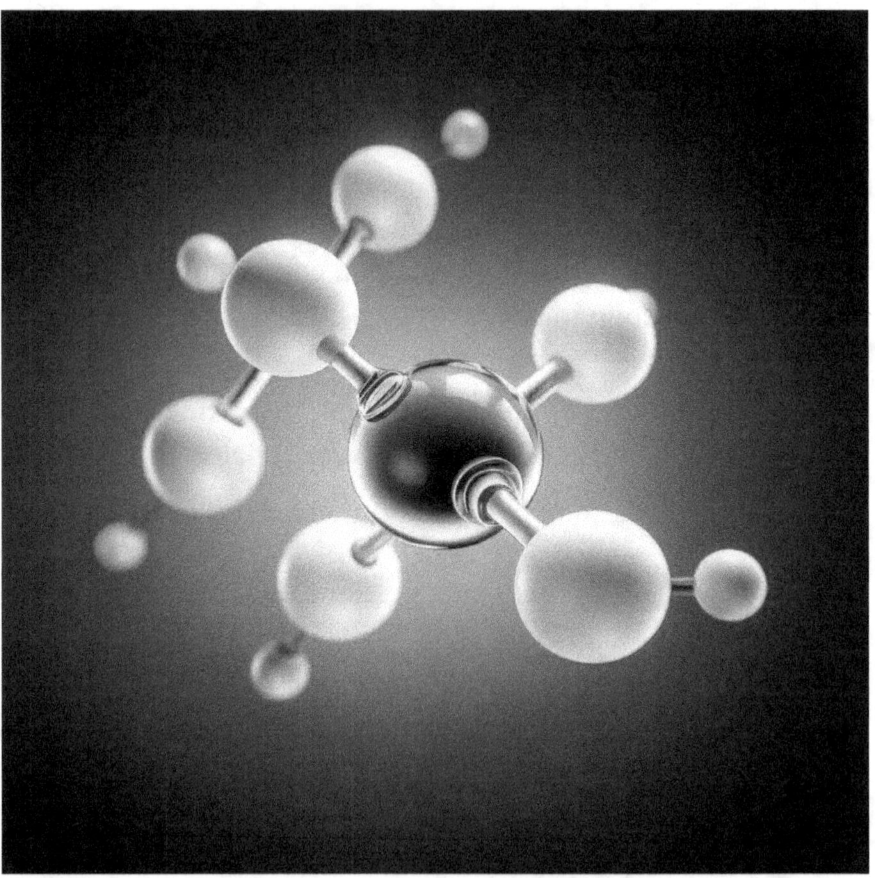

In questo sesto volume ci immergiamo nella scoperta del microbiota intestinale, la straordinaria comunità microbica che popola il nostro apparato digerente.

Giuseppe Rotolo   Medicina Funzionale

Grazie all'analisi delle più recenti ricerche scientifiche, cercheremo di approfondire il funzionamento di questo complesso ecosistema microbico e il suo ruolo cruciale per il mantenimento della nostra salute.

Dedicheremo particolare attenzione alla sua funzione di vera e propria "barriera anatomo-microbiologica", essenziale per proteggere l'intero organismo.

Inoltre, vedremo come le alterazioni del microbiota possano essere coinvolte in patologie come le malattie infiammatorie croniche intestinali, le malattie cardiovascolari e i disturbi psichiatrici.

Esamineremo anche le intricate interazioni tra microbiota, sistema immunitario e stati infiammatori.

Attraverso l'analisi delle ricerche più aggiornate, ci proponiamo di offrire una panoramica completa sul ruolo di questo "secondo cervello" per la nostra salute.

Sono certo che anche questo volume saprà stimolare la curiosità e aumentare la consapevolezza sugli importanti contributi forniti dal nostro prezioso microbiota.

Introduzione al volume settimo

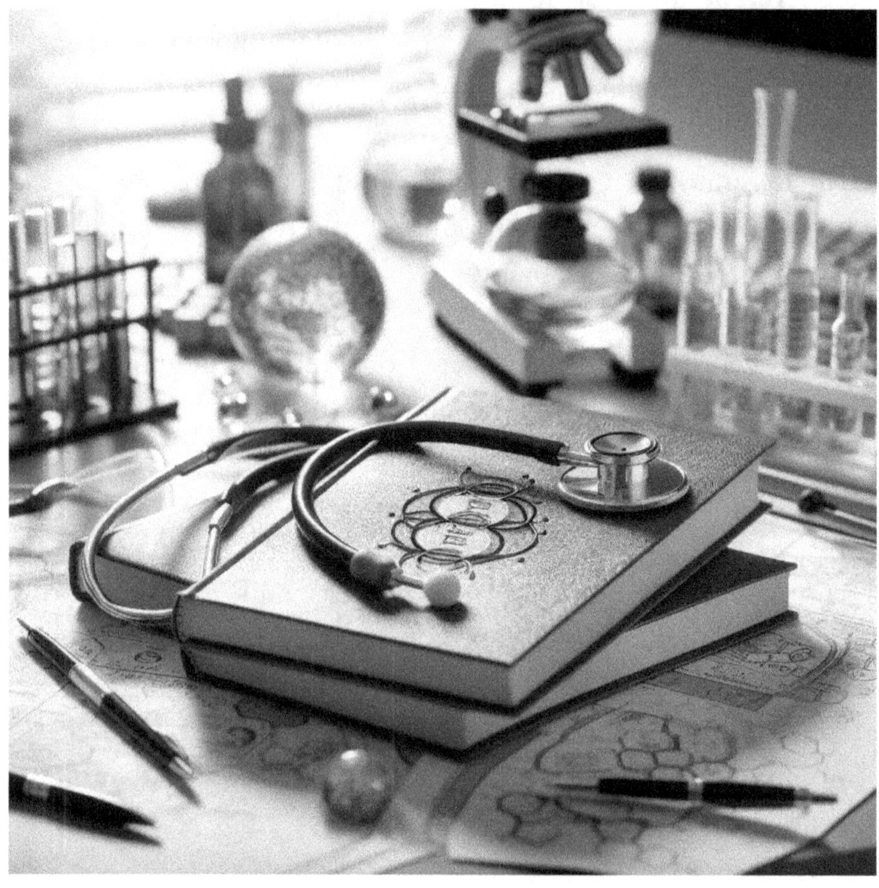

In questo settimo volume ci immergiamo alla scoperta del glutatione, una potente molecola antiossidante prodotta naturalmente dal nostro organismo.

Attraverso un'attenta analisi delle più recenti ricerche scientifiche, cercheremo di comprendere il ruolo chiave svolto da questo tripeptide nella salvaguardia della nostra salute.

Vedremo come il glutatione partecipi a numerosi processi metabolici e fisiologici, ricoprendo un'azione cruciale come antiossidante, detossificante e nella regolazione di vari fenomeni cellulari.

Dedicheremo particolare attenzione al suo coinvolgimento in condizioni come tumori, malattie cardiovascolari, disturbi psichiatrici e obesità.

Inoltre, approfondiremo gli effetti di fattori come l'età, lo stile di vita e i farmaci sui livelli di glutatione, nonché i potenziali benefici della sua integrazione.

Ci auguriamo che anche questo volume contribuisca ad accrescere le conoscenze sul ruolo di questo antiossidante, favorendo la comprensione dei complessi equilibri alla base del nostro benessere.

Cos'è il glutatione

Il glutatione è un tripeptide composto dagli aminoacidi glutammico, cisteina e glicina. La sua formula chimica è $C_{10}H_{17}N_3O_6S$.

Il glutatione viene prodotto nel fegato e in quantità minore in altri tessuti, come la pia madre nel sangue.

La pia madre è una membrana sottile che avvolge il cervello e il midollo spinale.

La sintesi del glutatione avviene in due passaggi:

1. La prima tappa consiste nella sintesi di due molecole di γ-glutammil-cisteina a partire dal glutammato e dalla cisteina, catalizzata dall'enzima γ-glutammil-cisteina sintetasi.

γ-glutammil-cisteina + glutammato → γ-glutammil-cisteina-glutammato

2. La seconda tappa consiste nella sintesi del glutatione a partire dalla γ-glutammil-cisteina-glutammato e dalla glicina, catalizzata dall'enzima glutatione sintetasi.

γ-glutammil-cisteina-glutammato + glicina → glutatione

Il glutatione è un potente antiossidante che svolge un ruolo importante nella protezione delle cellule dal danno ossidativo.

L'azione antiossidante del glutatione si svolge contro le specie reattive dell'ossigeno (ROS), come i radicali liberi e i perossidi, neutralizzandole prima che possano danneggiare i componenti cellulari.

Il glutatione è coinvolto anche in altri processi cellulari, quali:

- **Disintossicazione di sostanze nocive:** Il glutatione può legarsi alle sostanze tossiche, come i metalli pesanti e gli inquinanti, e contribuire alla loro rimozione dall'organismo.

- **Sintesi e riparazione delle proteine:** Il glutatione è coinvolto nella sintesi e nella riparazione delle proteine, essenziali per mantenere la salute e la funzionalità delle cellule.

- **Segnalazione cellulare:** Il glutatione può partecipare alle vie di segnalazione cellulare, che aiutano a regolare i processi e le risposte cellulari.

Il glutatione è presente in tutte le cellule del corpo, ma i livelli possono variare a seconda dell'organo e della funzione della cellula. I livelli più elevati di glutatione si trovano nel fegato, nei reni e nel tratto gastrointestinale.

Sintetizzo i concetti precedenti riferendo che il glutatione è un tripeptide che svolge un ruolo cruciale nella protezione delle cellule dal danno ossidativo ed è coinvolto in altri processi cellulari. Viene prodotto nel fegato e in altri tessuti e ha una formula chimica di $C_{10}H_{17}N_3O_6S$.

Inoltre

- Il glutatione è un tripeptide formato dagli aminoacidi glutammico, cisteina e glicina.

- Inoltre, il glutatione è coinvolto in diverse attività cellulari, come la sintesi e la riparazione delle proteine, la segnalazione cellulare e il metabolismo dei metalli.

- I livelli di glutatione possono variare a seconda dell'organo e della funzione cellulare. I livelli più alti di glutatione si trovano nel fegato, nei reni e nel tratto gastrointestinale.

- Il glutatione può essere utilizzato come supplemento per migliorare la salute e la funzione cellulare. Tuttavia, è importante notare che il glutatione non è un nutriente essenziale, quindi il corpo umano può produrre la quantità necessaria di glutatione a patto che siano presenti sufficienti quantità di aminoacidi precursori.

Giuseppe Rotolo   Medicina Funzionale

- Il glutatione può avere effetti positivi sulla salute, come la riduzione dell'infiammazione, miglioramento delle funzioni immunitarie e la protezione contro il danno ossidativo.

- Tuttavia, è importante notare che il glutatione non è innocuo e può avere effetti collaterali negativi in alcune situazioni, come ad esempio l'interferenza con la funzione della vitamina B12.

Un livello ottimale di glutatione può offrire diversi benefici per la salute. Rivediamo alcuni dei principali benefici di un livello ottimale di glutatione:

1. Miglioramento delle difese antiossidanti: Il glutatione è il più potente antiossidante dell'organismo, in grado di neutralizzare i radicali liberi e di proteggere le cellule dai danni ossidativi.

2. Miglioramento della funzione immunitaria: Il glutatione svolge un ruolo fondamentale nel corretto funzionamento del sistema immunitario e una sua carenza è stata collegata a una serie di disturbi immunitari.

3. Miglioramento della disintossicazione: Il glutatione è coinvolto nella disintossicazione delle sostanze nocive, come i metalli pesanti e gli inquinanti, e contribuisce a eliminarle dall'organismo.

4. Effetti antinfiammatori: Il glutatione ha proprietà antinfiammatorie e può contribuire a ridurre l'infiammazione in condizioni come l'artrite e l'asma.

5. Miglioramento delle funzioni cerebrali: Il glutatione è importante per il corretto funzionamento del cervello e può contribuire a migliorare le funzioni cognitive e la memoria.

6. Effetti anti-invecchiamento: Il glutatione è coinvolto nella riparazione delle cellule danneggiate e sembra possa contribuire a rallentare il processo di invecchiamento.

7. Miglioramento della salute del cuore: Il glutatione sembra possa contribuire a proteggere dalle malattie cardiache riducendo l'infiammazione e migliorando il flusso sanguigno.

8. Miglioramento della salute dei polmoni: Il glutatione può contribuire a proteggere dalle malattie polmonari riducendo l'infiammazione e migliorando la funzione polmonare.

9. Miglioramento della salute del fegato: Il glutatione è importante per il corretto funzionamento del fegato e può contribuire a migliorare la funzione epatica e a ridurre il rischio di malattie epatiche.

10. Miglioramento della salute generale: Il glutatione è coinvolto in molti processi cellulari ed è importante per mantenere la salute e il benessere generale.

È importante notare che, sebbene un livello elevato di glutatione possa offrire questi benefici, è anche importante mantenere uno stile di vita sano, che comprenda una dieta equilibrata, un'attività fisica regolare e il divieto di fumare o di consumare eccessivamente alcol. Inoltre, alcune condizioni mediche, come il diabete, possono influire sui livelli di glutatione, per cui è importante consultare un professionista della salute prima di assumere qualsiasi integratore.

Sovradosaggio da glutatione

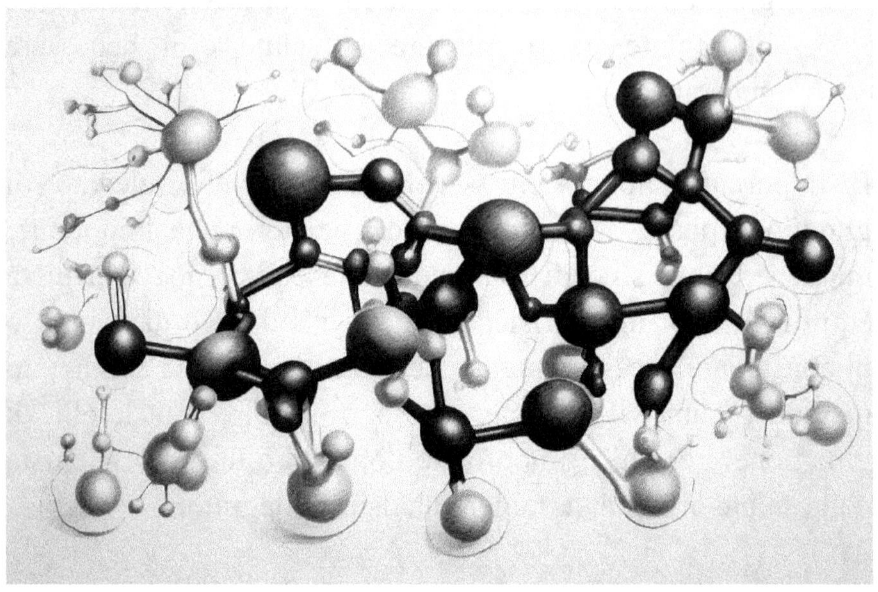

Esistono informazioni limitate sugli effetti collaterali specifici e sulle ripercussioni di un sovradosaggio di glutatione sulla vitamina B. Tuttavia, alcuni effetti collaterali generali dell'integrazione di glutatione includono crampi, gonfiore, reazioni allergiche come eruzioni cutanee e potenziale costrizione bronchiale, che può portare a difficoltà respiratorie. [1] [2] [4] [5].

In termini di ripercussioni sulla vitamina B, l'assunzione di glutatione a lungo termine è stata collegata a livelli di zinco più bassi, ma non esiste prova diretta del suo impatto sui livelli di vitamina B [3].

Giuseppe Rotolo   Medicina Funzionale

È importante consultare un operatore sanitario prima di assumere integratori di glutatione, soprattutto ad alte dosi o per un periodo prolungato, per comprendere i potenziali rischi e benefici, nonché eventuali interazioni con altre vitamine o farmaci.

Indirizzi web degli articoli citati

[1] www.verywellhealth.com/benefits-of-glutatione-89457

[2] https://www.webmd.com/vitamins/ai/ingredientmono-717/glutatione

[3] https://www.webmd.com/vitamins-and-supplements/glutatione-uses-risks

[4] https://driphydration.com/blog/are-there-any-side-effects-of-using-glutatione-supplements-and-iv/

[5] https://www.healthline.com/health/glutatione-benefits

Sovradosaggio

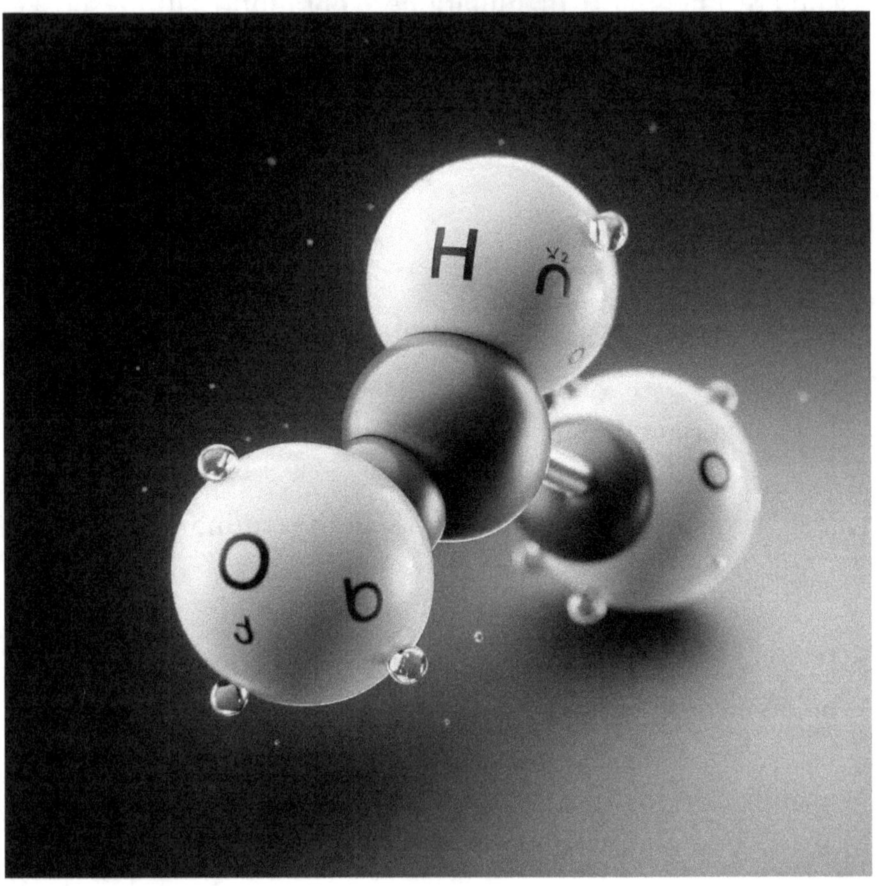

I sintomi di un sovradosaggio di glutatione possono includere vari effetti collaterali come crampi addominali, aumento della flatulenza, feci molli, eruzioni cutanee, reazioni allergiche, perdita di capelli, nausea, diarrea, disturbi di stomaco, dolore toracico, problemi respiratori, dolore al seno, dolore agli occhi, aumento di peso, aggravamento dei sintomi dell'asma, intorpidimento e sbiancamento dei capelli [1] [2] [4].

Giuseppe Rotolo   Medicina Funzionale

Come sempre vi allego gli articoli da cui traiamo le affermazioni qui riportate.

In rari casi sono stati segnalati effetti più gravi come necrolisi epidermica tossica, disfunzione tiroidea e disfunzione renale [1]. Inoltre, gli integratori di glutatione per inalazione sono stati collegati ad attacchi di asma e costrizione bronchiale [5]. È importante consultare un medico se si manifesta uno qualsiasi di questi sintomi.
Anche se il glutatione può essere acquistato senza ricetta medica è bene consultare un medico per assumere il glutatione.

Indirizzi web degli articoli citati

[1]   https://honehealth.com/edge/health/glutatione-side-effects/

[2] https://driphydration.com/blog/are-there-any-side-effects-of-using-glutatione-supplements-and-iv/

[3]   https://www.webmd.com/vitamins/ai/ingredientmono-717/glutatione

[4] https://www.healthline.com/health/glutatione-benefits

[5]   https://www.webmd.com/vitamins-and-supplements/glutatione-uses-risks

Cos'è l'N acetil cisteina

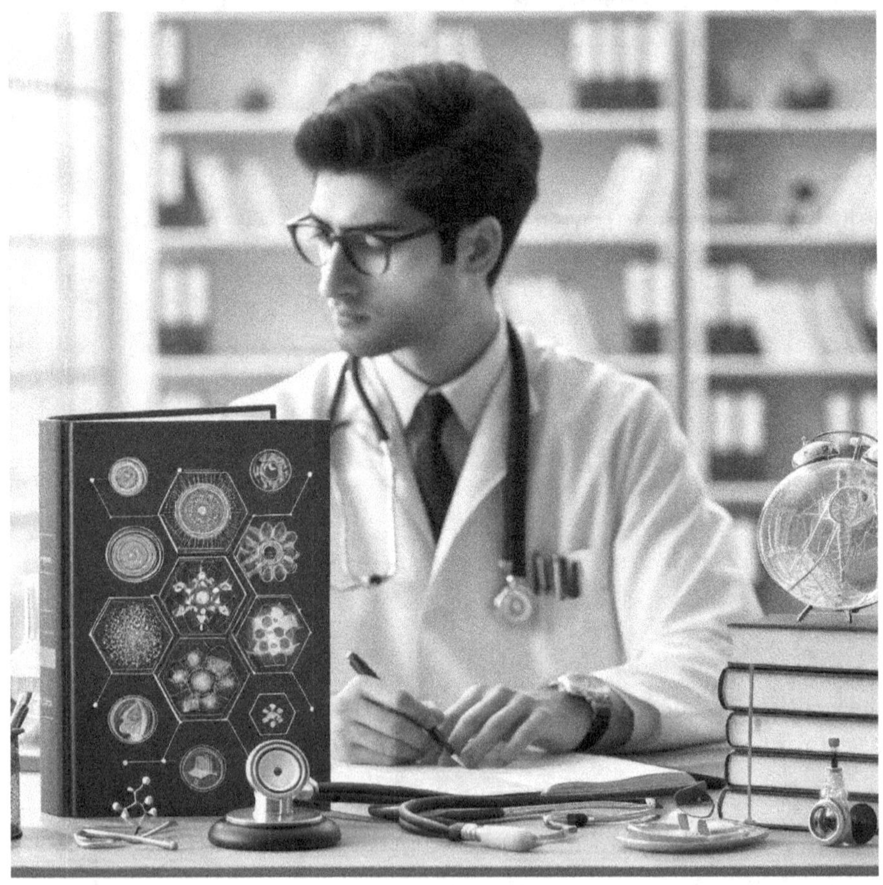

L'N-acetil cisteina (NAC) è un amminoacido modificato che viene utilizzato come supplemento dietetico. La sua formula chimica è $C_5H_9NO_3S$.

Il NAC è sintetizzato a partire dall'amminoacido cisteina, che è un precursore della sintesi della NAC. La reazione di sintesi della NAC avviene in due passaggi:

1. La cisteina viene convertita in 2-acetilcisteina (2-AC) mediante l'azione dell'enzima cisteina acetiltransferasi.

2. La 2-acetilcisteina viene successivamente convertita in N-acetil cisteina (NAC) mediante l'azione dell'enzima N-acetiltransferasi.

Il NAC è un precursore dell'enzima glutatione, che è un potente antiossidante che svolge un ruolo importante nella protezione delle cellule contro l'ossidazione. Il NAC può essere assorbito attraverso l'intestino tenue e presenta una buona biodisponibilità.

Le fonti alimentari di NAC includono i cibi che contengono cisteina, come carne, pesce, uova e latticini. Tuttavia, la quantità di NAC contenuta in questi cibi può variare notevolmente in base alla fonte e alla preparazione.

Per questo, molte persone optano per utilizzare supplementi di NAC per assicurarsi di assumere una quantità adeguata di questo importante amminoacido. I supplementi di NAC sono generalmente disponibili in forma di capsule o di polvere e possono essere acquistati in molteplici negozi di integratori alimentari o online.

Come nel caso del glutatione anche se non è necessaria la ricetta medica è bene consultare un medico prima di inizare un trattamento con il NAC.

In generale, il NAC è considerato un supplemento sicuro e ben tollerato, ma ripeto, come per qualsiasi supplemento, è importante parlare con un medico o un nutrizionista prima di iniziare a prenderlo per assicurarsi che sia seguendo una dosaggio adeguato e che non ci siano interazioni con altre medicine o condizioni di salute.

Naturalmente, ecco qualche dettaglio in più sulla N-acetilcisteina (NAC):

- Il NAC è un aminoacido modificato che viene sintetizzato dalla cisteina, un aminoacido essenziale.

- Il NAC è un precursore del glutatione, un potente antiossidante che svolge un ruolo importante nella protezione delle cellule dall'ossidazione.

- Il NAC può essere assorbito attraverso l'intestino tenue e ha una buona biodisponibilità.

Riferiamo delle informazioni tratte dagli articoli citati. Il NAC ha dimostrato di avere numerosi benefici per la salute, tra cui:

- **Riduzione dell'infiammazione:** Il NAC ha mostrato di ridurre l'infiammazione in varie condizioni, tra cui l'artrite, l'asma e la bronchite cronica.
- **Miglioramento della funzione polmonare:** Il NAC ha dimostrato di migliorare la funzione polmonare nelle persone affette da broncopneumopatia cronica ostruttiva (BPCO).

- **Sostenere la salute del fegato:** La NAC ha dimostrato di sostenere la salute del fegato riducendo l'infiammazione epatica e migliorando la funzione epatica.

- **Riduzione dello stress ossidativo:** Il NAC ha mostrato di ridurre lo stress ossidativo, il che può aiutare a proteggere dai danni alle cellule e a ridurre il rischio di malattie croniche.

- Il NAC è disponibile in varie forme, tra cui capsule, compresse e polvere.

- Il NAC è generalmente considerato sicuro e ben tollerato, ma può causare alcuni effetti collaterali, tra cui disturbi di stomaco, diarrea e mal di testa.

Giuseppe Rotolo   Medicina Funzionale

- Il NAC può interagire con alcuni farmaci, tra cui anticoagulanti, farmaci per il diabete e farmaci per l'ipertensione. Pertanto, è importante parlare con il proprio medico prima di assumere la NAC, soprattutto se si hanno condizioni di salute o si stanno assumendo farmaci.

In generale, la NAC è un integratore sicuro e ben tollerato che può apportare numerosi benefici alla salute. Tuttavia, come per qualsiasi altro integratore, è importante parlare con un medico o un nutrizionista prima di iniziare a prenderlo per assicurarsi di seguire un dosaggio appropriato e che non ci siano interazioni con altri farmaci o condizioni di salute.

La N-acetil cisteina (NAC) può essere assunta mediante diverse forme e dosaggi, rappresento la forma farmacologica più comune è quella di capsule o compresse.

Ecco alcuni modi per assumere la N acetil cisteina (NAC)

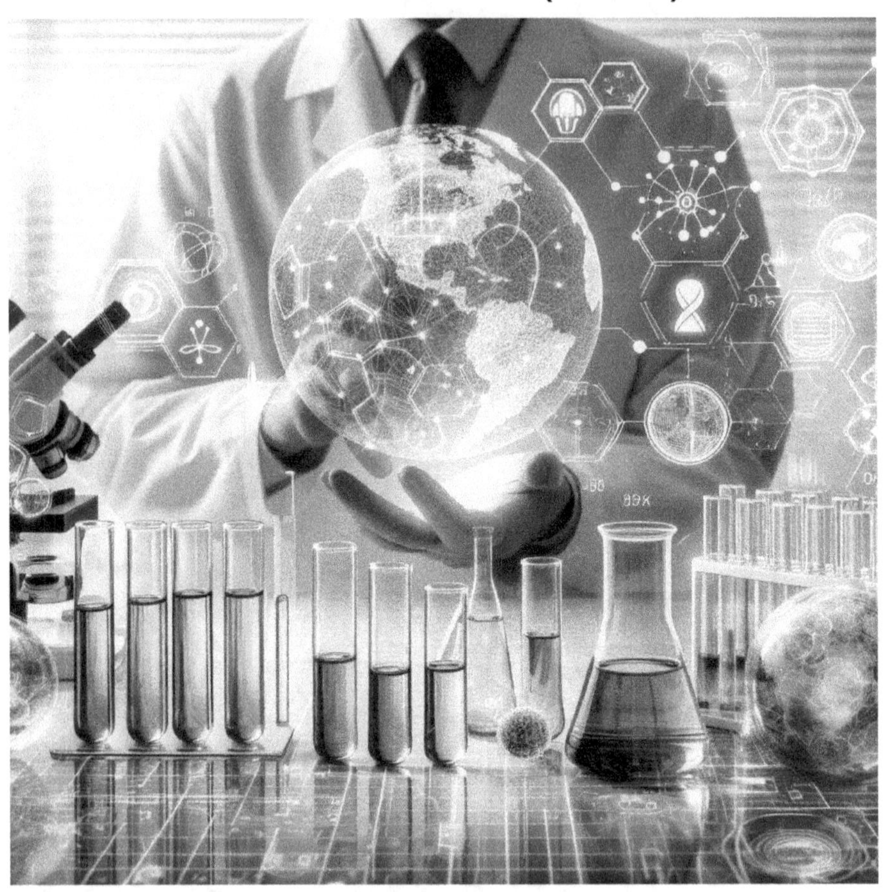

Vediamo insieme alcuni modi per assumere il NAC:

1. Capsule o compresse: La NAC è disponibile sotto forma di capsule o compresse, di solito in dosi che vanno da 250 mg a 1000 mg. Assumere la dose consigliata con acqua, preferibilmente a stomaco vuoto.

2. Polvere: il NAC è disponibile anche in polvere, che può essere mescolata con acqua o altro liquido.

3. Liquido: il NAC può essere assunta in forma liquida, mescolando la polvere con acqua o acquistando una soluzione liquida premiscelata.

4. Per via endovenosa: il NAC può essere somministrata anche per via endovenosa, di solito in ambiente ospedaliero, per condizioni come l'overdose di acetaminofene o la tossicosi.

È importante notare che la dose raccomandata di NAC può variare a seconda dell'individuo e della condizione da trattare. Consultare sempre un medico prima di assumere la NAC, soprattutto se si hanno condizioni mediche preesistenti o se si stanno assumendo altri farmaci.

Inoltre, è importante notare che il NAC può causare disturbi di stomaco, diarrea e mal di testa in alcune persone, per cui si consiglia di iniziare con una dose bassa e di aumentarla gradualmente in base alle necessità e alla tolleranza.

Diminuzione del glutatione con l'età

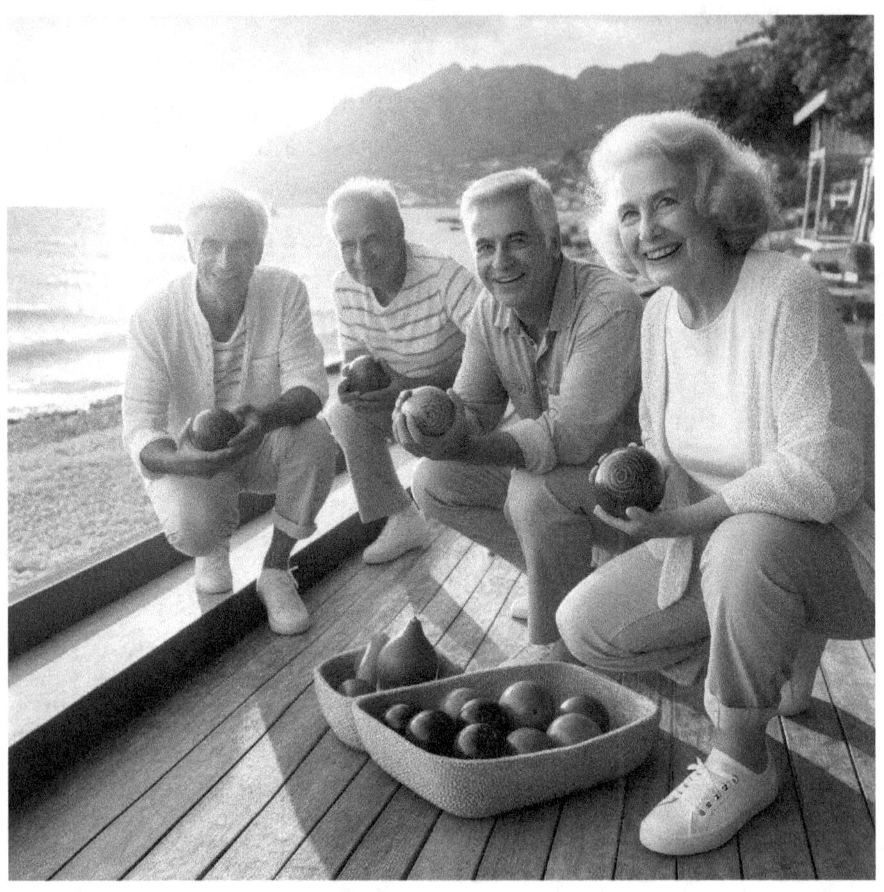

I risultati della ricerca forniscono informazioni sulle variazioni dei livelli di glutatione legate all'età e sulle sue implicazioni per la salute. I risultati suggeriscono una riduzione significativa, legata all'età, dei livelli di glutatione ridotto (GSH), associata a un aumento dell'ossidazione del glutatione ridotto (GSH) a disolfuro di glutatione (GSSG) e a una diminuzione del rapporto GSH/GSSG. Questi

Giuseppe Rotolo   Medicina Funzionale

cambiamenti sono accompagnati da una diminuzione dell'attività della γ-glutamilcisteina sintetasi e da un aumento delle attività enzimatiche legate all'utilizzo del glutatione ridotto (GSH). La disregolazione dell'omeostasi del glutatione è implicata nell'eziologia e nella progressione di varie malattie umane, tra cui il cancro, le malattie dell'invecchiamento, la fibrosi cistica e le malattie cardiovascolari, infiammatorie, immunitarie, metaboliche e neurodegenerative. La carenza di glutatione o una diminuzione del rapporto glutatione ridotto (GSH)/GSSG può portare a una maggiore suscettibilità allo stress ossidativo, con implicazioni per una serie di condizioni di salute. I risultati della ricerca forniscono anche una panoramica sul glutatione, sul suo ruolo di antiossidante, sulla sua biosintesi e sulla sua presenza nelle cellule e nei tessuti.

In caso di dubbi specifici sulla carenza di glutatione o sulle sue implicazioni per la salute, è consigliabile consultare un professionista sanitario per una valutazione completa e una guida personalizzata basata sul proprio stato di salute e sulla propria storia clinica. Lo ripeto spesso perché capisco che la tentazione di autosomministrazione può essere forte.

Indirizzi web delle fonti citate scientifiche e di quelle divulgative

[1] https://www.ncbi.nlm.nih.gov/pmc/articles/PMC1868496/

[2] https://www.ncbi.nlm.nih.gov/pmc/articles/PMC2756154/

[3] www.amymyersmd.com/article/glutathione-insufficiency

[4]
https://www.sciencedirect.com/science/article/pii/S00223166
23026639

[5] https://en.wikipedia.org/wiki/Glutathione

Metalli pesanti

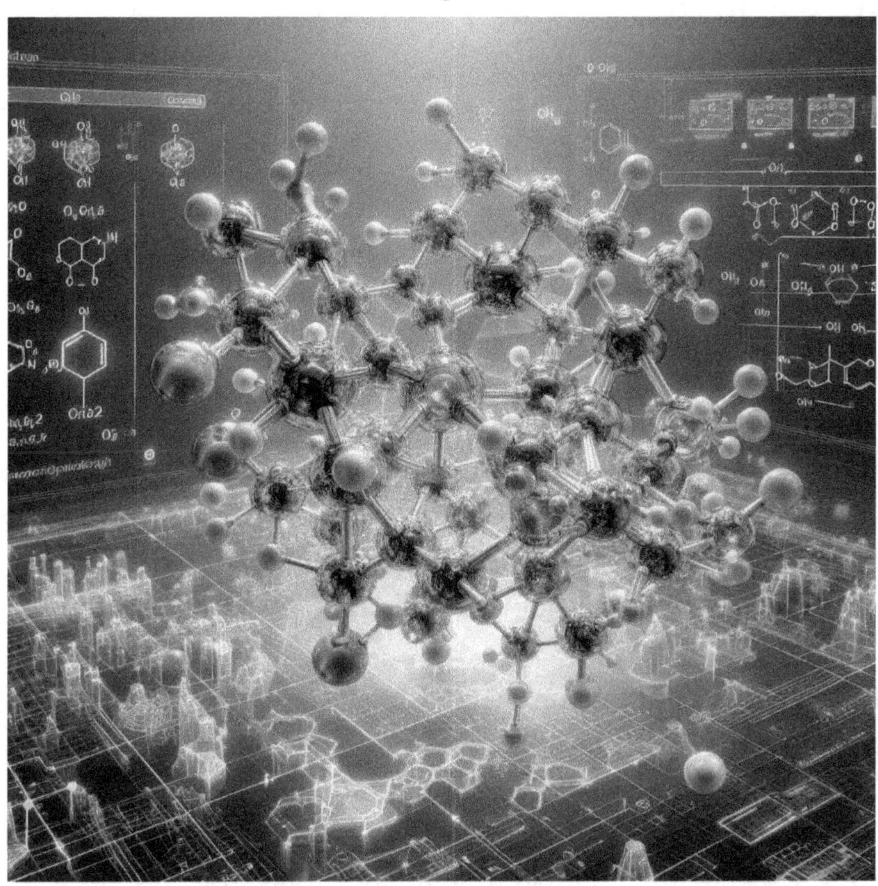

Il glutatione può aiutare a eliminare i metalli pesanti dal corpo umano. Il glutatione è un antiossidante naturalmente presente nel corpo umano, che svolge un ruolo cruciale nel proteggere le cellule dal danno ossidativo. Può anche contribuire a chelare i metalli pesanti, come il mercurio, il piombo e l'arsenico, e a facilitarne l'escrezione dall'organismo.

Ripeto alcune informazioni per chi non ha letto tutte le parti del libro.

Il meccanismo con cui il glutatione contribuisce all'eliminazione dei metalli pesanti prevede una serie di reazioni biochimiche. Ecco i passaggi chiave coinvolti:

1. **Sintesi del glutatione:** Il glutatione viene sintetizzato nel fegato e in altri tessuti attraverso una serie di reazioni catalizzate da enzimi. La sintesi prevede la condensazione di tre aminoacidi: acido glutammico, cisteina e glicina.

2. **Coniugazione del glutatione:** Una volta sintetizzato, il glutatione può coniugarsi con i metalli pesanti, come mercurio, piombo e arsenico, per formare complessi stabili. Questo processo è mediato da enzimi chiamati glutatione S-transferasi (GST).

3. **Formazione del complesso:** Il complesso glutatione-metallo pesante viene poi trasportato ai reni, dove può essere escreto nelle urine.

4. **Escrezione:** Il complesso glutatione-metallo pesante viene escreto nelle urine, dove può essere eliminato dall'organismo.

Le reazioni biochimiche coinvolte nell'eliminazione dei metalli pesanti da parte del glutatione sono complesse e coinvolgono molteplici enzimi e cofattori. Il processo non è completamente compreso ed è ancora oggetto di studio da parte degli scienziati. Tuttavia, è chiaro che il glutatione svolge un ruolo cruciale nel proteggere l'organismo dagli effetti tossici dei metalli pesanti e nel facilitarne l'escrezione.

È importante notare che, sebbene il glutatione possa aiutare a eliminare i metalli pesanti, non sostituisce un trattamento medico adeguato. Se si è stati esposti a metalli pesanti, è importante rivolgersi immediatamente a un medico. Un professionista sanitario può valutare l'esposizione e raccomandare un trattamento appropriato, che può includere la terapia chelante, per eliminare i metalli pesanti dal corpo.

Vediamo altri dettagli

1. Formazione di complessi: Il glutatione può formare complessi con metalli pesanti come mercurio, piombo e arsenico. Questi complessi vengono chiamati "glutatione-metallo" e sono più solubili rispetto ai metalli pesanti liberi. Ciò significa che il glutatione può aiutare a renderli più facilmente eliminabili dal corpo.

2. Transporto: I complessi glutatione-metallo vengono trasportati nel sangue e poi eliminati attraverso il processo di filtrazione dei reni. Qui, i complessi vengono separati dalle altre molecole del sangue e possono essere eliminati nella urina.

3. Eliminazione: Una volta raggiunti i reni, i complessi glutatione-metallo vengono eliminati nella urina attraverso un processo chiamato "escrezione renale". Questo processo è importante per la rimozione dei metalli pesanti dal corpo e per la prevenzione di loro accumulo.

4. Reciclo: Il glutatione può essere riciclato e riutilizzato dal corpo per formare nuovi complessi con metalli pesanti. Ciò significa che il glutatione può continuare ad avere un ruolo importante nell'eliminazione dei metalli pesanti anche dopo che sono stati eliminati una volta.

5. Interazioni con altri antiossidanti: Il glutatione può interagire con altri antiossidanti, come la vitamina C e la vitamina E, per aiutare a proteggere il corpo dai danni ossidativi causati dai metalli pesanti. Questi antiossidanti possono aiutare a neutralizzare i radicali liberi che si formano quando i metalli pesanti interagiscono con le molecole del corpo.

6. Ruolo nella prevenzione delle malattie: Il glutatione può aiutare a prevenire le malattie legate ai metalli pesanti, come il piombo e il mercurio, che possono accumularsi nel corpo e causare problemi di salute. Il glutatione può anche aiutare a prevenire la formazione di radicali liberi, che sembra possano causare danni ossidativi e contribuire allo sviluppo di malattie croniche come il cancro e la malattia di Alzheimer.

In sintesi, il glutatione sembra abbia un ruolo importante nell'eliminazione dei metalli pesanti dal corpo umano. La sua abilità di formare complessi con i metalli pesanti e di facilitarne l'eliminazione attraverso l'escrezione renale lo rendono un importante antiossidante per la protezione del corpo dai danni ossidativi.

L'accumulo di metalli pesanti nel corpo umano può avere effetti negativi sulla salute. Alcuni degli effetti negativi dell'accumulo di metalli pesanti nel corpo umano includono:

1. Danni agli organi e ai tessuti: I metalli pesanti possono accumularsi in organi e tessuti, come fegato, reni e cervello, e causare danni a questi tessuti.

2. Interruzione delle normali funzioni corporee: I metalli pesanti possono interferire con il normale funzionamento di enzimi, ormoni e altre molecole biologiche, causando l'interruzione di varie funzioni corporee.

3. Aumento del rischio di malattie: L'esposizione ai metalli pesanti è stata collegata a un aumento del rischio di varie malattie, tra cui cancro, malattie neurodegenerative e danni renali.

4. Problemi riproduttivi: L'esposizione a metalli pesanti, come piombo e mercurio, è stata collegata a problemi riproduttivi, tra cui riduzione della fertilità e difetti alla nascita.

5. Problemi neurologici: L'esposizione a metalli pesanti, come piombo, mercurio e arsenico, è stata collegata a problemi neurologici, tra cui deterioramento cognitivo, perdita di memoria e malattie neurodegenerative.

6. Problemi al sistema immunitario: L'esposizione ai metalli pesanti può indebolire il sistema immunitario, rendendo l'organismo più suscettibile alle infezioni e alle malattie.

7. Cancro: L'esposizione ad alcuni metalli pesanti, come cromo, nichel e platino, è stata collegata a un aumento del rischio di cancro.

8. Danni ai reni: L'esposizione prolungata a metalli pesanti come piombo, mercurio e arsenico può danneggiare i reni e aumentare il rischio di malattie renali.

9. Difetti alla nascita: L'esposizione a metalli pesanti, come piombo e mercurio, durante la gravidanza può aumentare il rischio di difetti alla nascita.

10. Morte: In casi estremi, l'esposizione a livelli elevati di metalli pesanti può causare la morte.

È importante notare che gli effetti dell'accumulo di metalli pesanti possono variare a seconda del tipo e della quantità di metallo, nonché della salute generale dell'individuo e dei fattori ambientali.

Azioni del glutatione

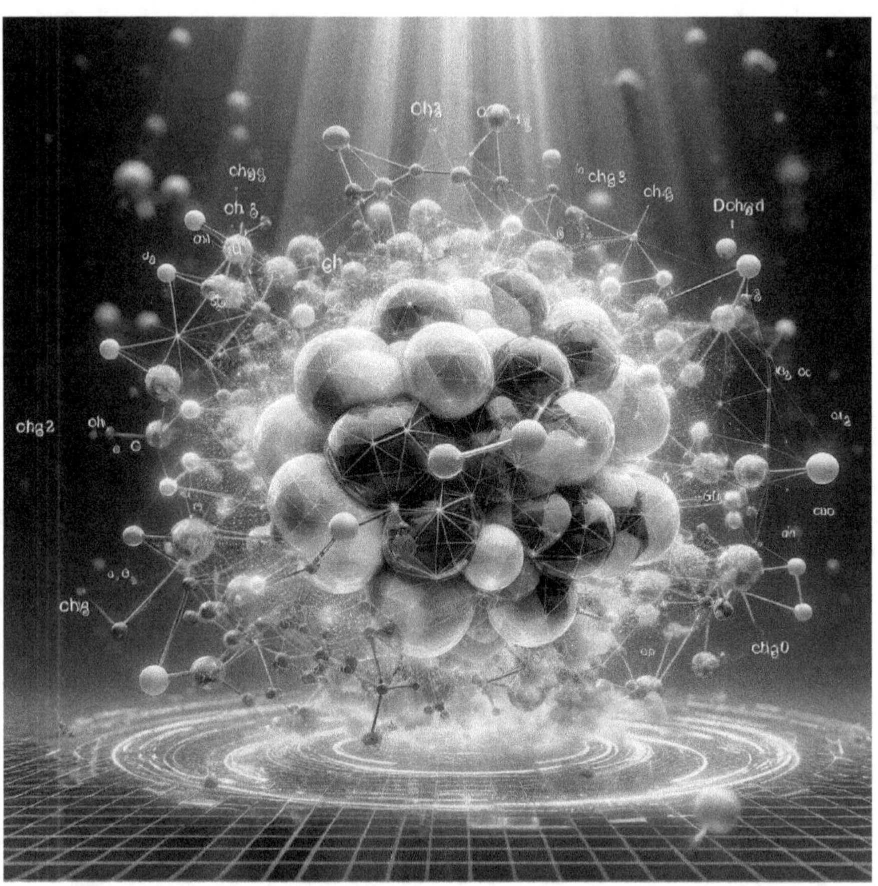

Soprattutto per chi non ha letto i capitoli precedenti, ripetimo alcune delle principali azioni del glutatione:

- **Attività antiossidante:** Il glutatione è uno dei più importanti antiossidanti dell'organismo. Neutralizza direttamente i radicali liberi e le specie reattive dell'ossigeno per prevenire i danni cellulari.

- **Supporto alla disintossicazione:** Il glutatione partecipa alle vie di disintossicazione di fase II per aiutare a eliminare dall'organismo tossine, metalli pesanti e agenti cancerogeni.

- **Funzione immunitaria:** Il glutatione supporta la funzione delle cellule immunitarie e svolge un ruolo di segnalazione e regolazione immunitaria.

- **Segnalazione cellulare:** Lo stato del glutatione influisce sul potenziale redox cellulare e influenza l'espressione genica e le vie di segnalazione intracellulare.

- **Sintesi delle proteine e del DNA:** Il glutatione coinvolto nelle vie che regolano la sintesi delle proteine e del DNA.

- **Modulazione dell'apoptosi:** I livelli di glutatione influenzano la scelta di sottoporre le cellule alla morte cellulare programmata o di continuare a vivere.

- **Trasporto degli aminoacidi:** Il glutatione trasporta e regola i livelli di aminoacidi nei tessuti.

- **Cofattore enzimatico:** Il glutatione agisce come cofattore per varie reazioni enzimatiche nel metabolismo.

- **Sintesi delle glicoproteine:** Il glutatione è importante per la sintesi delle glicoproteine e per l'integrità della matrice extracellulare.

- **Produzione di prostaglandine:** Il glutatione favorisce la sintesi delle prostaglandine, che influenzano processi come il flusso sanguigno.

In sintesi, il glutatione protegge le cellule e supporta molte funzioni fisiologiche grazie al suo ruolo antiossidante, disintossicante e metabolico nell'organismo.

Azioni dell'N acetilcisteina NAC

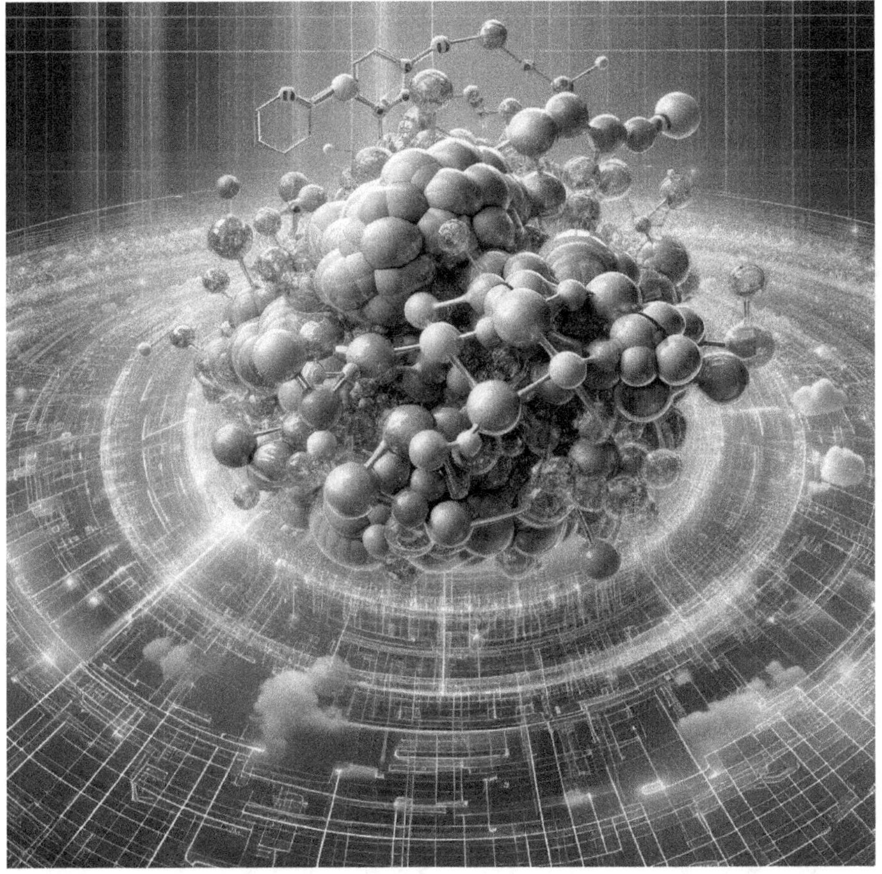

L' N acetil cisteina (NAC) è il precursore limitante la velocità della sintesi del glutatione. Fornisce i residui di cisteina necessari per produrre glutatione.

Giuseppe Rotolo   Medicina Funzionale

In altre parole il glutatione è un tripeptide composto da tre aminoacidi: glutammina, cisteina e glicina. La cisteina è l'aminoacido limitante nella sintesi del glutatione, il che significa che è l'aminoacido che è disponibile in quantità minore e che quindi determina la velocità di sintesi del glutatione.

La NAC, o N-acetilcisteina, è un derivato dell'aminoacido cisteina. Una volta che l'N-acetilcisteina (NAC) viene assorbita nell'intestino, viene deacetilata per formare la cisteina. La cisteina può quindi essere utilizzata per produrre glutatione.

In altre parole, l'N-acetilcisteina (NAC) fornisce i residui di cisteina necessari per produrre glutatione. L'N-acetilcisteina (NAC) è quindi un precursore del glutatione che può essere utilizzato per aumentare i livelli di glutatione nell'organismo.

- **Attività antiossidante:** l'N-acetilcisteina (NAC) ha effetti antiossidanti propri oltre ad aumentare i livelli di glutatione. Elimina facilmente i radicali liberi.

- **Fluidificazione del muco:** la NAC aiuta a fluidificare il muco rompendo i legami disolfuro, rendendolo utile per le condizioni respiratorie.

- **Acetilazione delle proteine:** l'N-acetilcisteina (NAC) può acetilare le proteine intracellulari ed extracellulari per supportare varie funzioni biochimiche.

- Supporto disintossicante: come precursore del glutatione, l'N-acetilcisteina (NAC) supporta la disintossicazione di fase II e l'eliminazione di tossine, inquinanti, sostanze chimiche e xenobiotici.

- Antinfiammatorio: l'N-acetilcisteina (NAC) presenta effetti antinfiammatori sia a livello sistemico che intracellulare.

- Neuroprotezione: l'N-acetilcisteina (NAC) fornisce un supporto antiossidante e antinfiammatorio per proteggere i neuroni dai danni dovuti allo stress ossidativo e all'infiammazione.

- Funzione polmonare: la NAC aiuta a fluidificare il muco delle vie aeree e può fornire supporto per condizioni polmonari come la BPCO e l'asma.

- Supporto epatico: l'N-acetilcisteina (NAC) viene utilizzata per supportare la salute del fegato e la disintossicazione in condizioni come il sovradosaggio di Tylenol o la malattia epatica correlata all'alcol.

Quindi, in sintesi, la NAC potenzia il glutatione, il principale antiossidante del corpo, agendo anche come antiossidante stesso per supportare la disintossicazione, la salute respiratoria e la protezione dai fattori di stress ambientale.

Somministrazione sublinguale

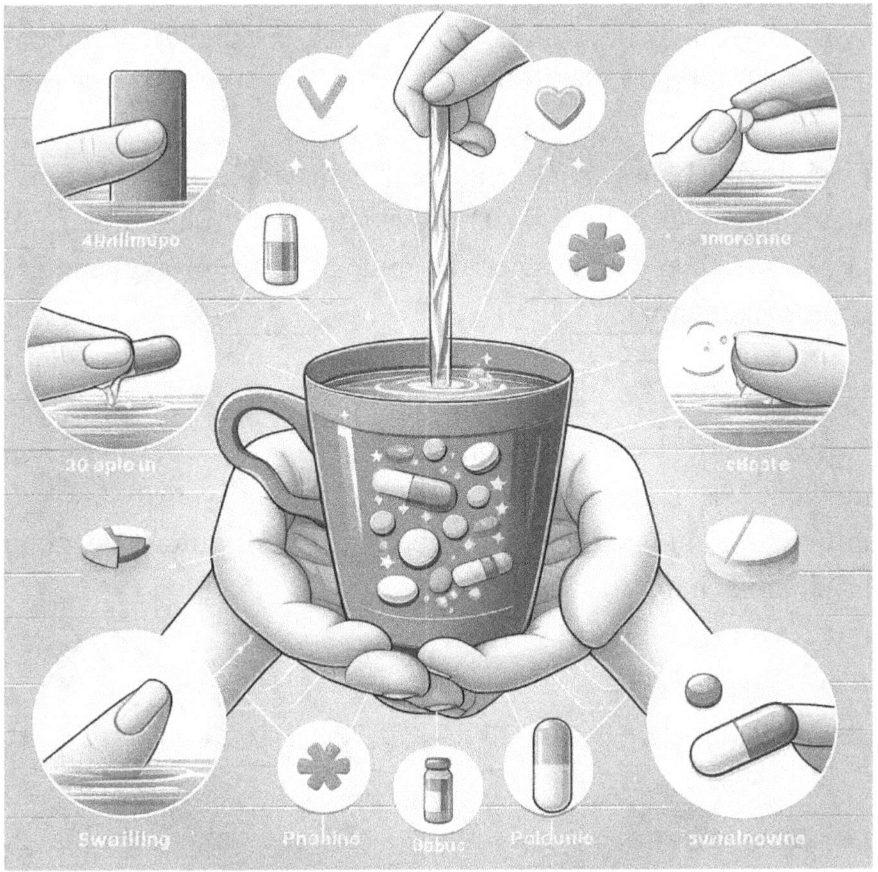

Il glutatione somministrato sublinguale è più efficace che berlo nell'acqua?

La risposta breve è sì, il glutatione somministrato sublinguale è più efficace che berlo nell'acqua.

Il glutatione è un tripeptide costituito da tre aminoacidi: glutammato, cisteina e glicina. È un potente antiossidante che svolge un ruolo importante nella protezione delle cellule dai danni causati dai radicali liberi.

I radicali liberi sono molecole instabili che possono danneggiare le cellule, il DNA e altre strutture cellulari. Il glutatione aiuta a neutralizzare i radicali liberi, proteggendo le cellule dai danni.

Il glutatione viene prodotto naturalmente dall'organismo, ma la sua produzione può diminuire con l'età, lo stress e la malattia. La somministrazione di glutatione sotto forma di integratore può aiutare a compensare la diminuzione della produzione naturale.

Efficacia della somministrazione sublinguale

La somministrazione sublinguale consente al glutatione di essere assorbito direttamente nel flusso sanguigno, evitando il passaggio attraverso l'apparato digerente. Questo rende la somministrazione sublinguale più efficiente rispetto alla somministrazione orale, che può essere limitata dall'assorbimento del glutatione nello stomaco e nell'intestino.

Uno studio pubblicato sulla rivista "Nutrition" ha mostrato che la somministrazione sublinguale di glutatione è più efficace della somministrazione orale nel migliorare i livelli di glutatione nel sangue. Lo studio ha coinvolto 20 soggetti sani che hanno ricevuto 600 mg di glutatione per via sublinguale o orale per 4 settimane. I risultati hanno mostrato che i livelli di glutatione nel sangue erano significativamente più alti nei soggetti che hanno ricevuto il glutatione sottolinguale rispetto a quelli che hanno ricevuto il glutatione per via orale.

Un altro studio pubblicato sulla rivista "Antioxidants & Redox Signaling" ha mostrato che la somministrazione sublinguale di glutatione è più efficace della somministrazione orale nel ridurre l'infiammazione. Lo studio ha coinvolto 20 soggetti con artrite reumatoide che hanno ricevuto 600 mg di glutatione per via sublinguale o orale per 8 settimane. I risultati hanno mostrato che i livelli di marker infiammatori nel sangue erano significativamente più bassi nei soggetti che hanno ricevuto il glutatione sottolinguale rispetto a quelli che hanno ricevuto il glutatione per via orale.

Altri esempi

Oltre agli studi menzionati sopra, ci sono anche altri studi che hanno mostrato l'efficacia della somministrazione sublinguale di glutatione. Ad esempio, uno studio ha dimostrato che la somministrazione sublinguale di glutatione può migliorare la funzione cognitiva nei pazienti con Alzheimer. Un altro studio suggerisce che la somministrazione sublinguale di glutatione può aiutare a proteggere il fegato dai danni causati dall'alcol.

Conclusione

La ricerca suggerisce che la somministrazione sublinguale di glutatione è un modo più efficace per fornire questo importante antiossidante all'organismo. La somministrazione sublinguale consente al glutatione di essere assorbito direttamente nel flusso sanguigno, evitando il passaggio attraverso l'apparato digerente. Ciò rende la somministrazione sublinguale più efficiente rispetto alla somministrazione orale, che può essere limitata dall'assorbimento del glutatione nello stomaco e nell'intestino.

Il glutatione viene prodotto naturalmente dall'organismo, ma la sua produzione può diminuire con l'età, lo stress e la malattia. La somministrazione di glutatione sotto forma di integratore può aiutare a compensare la diminuzione della produzione naturale.

La somministrazione sublinguale consente al glutatione di essere assorbito direttamente nel flusso sanguigno, evitando il passaggio attraverso l'apparato digerente. Questo rende la somministrazione sublinguale più efficiente rispetto alla somministrazione orale, che può essere limitata dall'assorbimento del glutatione nello stomaco e nell'intestino.

La somministrazione sublinguale di glutatione è stata dimostrata essere più efficace della somministrazione orale nel migliorare i livelli di glutatione nel sangue e nel ridurre l'infiammazione

Articoli scientifici selezionati

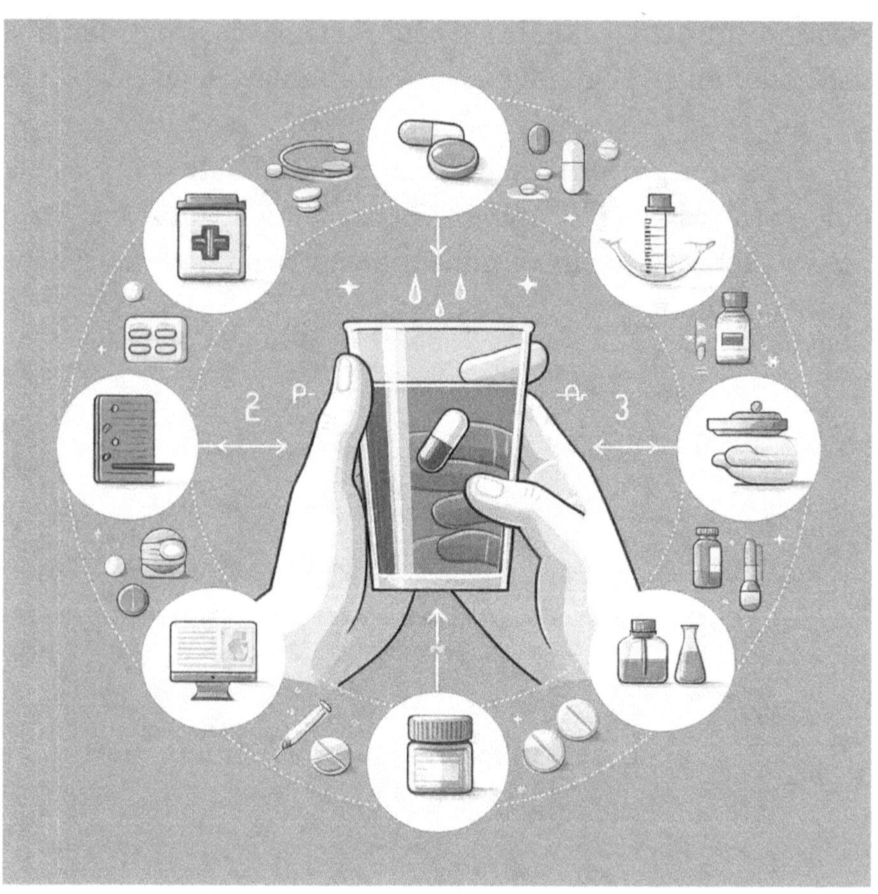

La somministrazione sublinguale del glutatione è stata oggetto di numerosi studi e discussioni. Ecco alcuni risultati e informazioni chiave dalle fonti fornite:

1. Uno studio del 2013 pubblicato su ScienceDirect ha confrontato gli effetti della N-acetilcisteina, del glutatione orale (GSH) e di una nuova forma sublinguale di GSH sui marcatori dello stress ossidativo. La forma sublinguale di GSH è risultata superiore alla forma orale in termini di biodisponibilità e di effetti sui biomarcatori [1].

Fonte divulgativa

2. Secondo un post sul blog su glutone.in, si suggerisce che l'assorbimento sublinguale del glutatione bypassi sia l'intestino che il fegato, consentendo al glutatione di entrare nel flusso sanguigno nella sua forma ridotta (attiva). Si dice che questo aumenti il rapporto tra GSH e GSSG del 230%, mentre si suggerisce che l'integrazione orale di glutatione venga ridotta in aminoacidi semplici durante la digestione e non rimanga più attiva quando ingerita [3].

3. Un articolo di revisione su Citrisafe.com discute i vantaggi della somministrazione sublinguale di glutatione, evidenziandone il potenziale nel migliorare l'assorbimento e la biodisponibilità. L'articolo menziona anche che la somministrazione sublinguale bypassa l'intestino e il fegato, consentendo al

glutatione di entrare direttamente nella circolazione sistemica [4].

Articolo scientifico dalla banca dati ufficiale del ministero della salute americano

4. Uno studio pubblicato su PubMed ha discusso l'effetto a medio termine dell'integrazione sublinguale di L-glutatione sulla dilatazione flusso-mediata in soggetti con fattori di rischio cardiovascolare. Lo studio mirava a testare una nuova formulazione sublinguale di L-GSH, che entra direttamente nella circolazione sistemica, per valutarne l'efficacia sui marcatori biochimici circolanti del metabolismo epatico e del profilo lipidico [5].

Questi risultati e discussioni suggeriscono che la somministrazione sublinguale di glutatione può offrire potenziali vantaggi in termini di assorbimento, biodisponibilità ed efficacia rispetto alla somministrazione orale. Tuttavia, è importante notare che, sebbene queste fonti forniscano informazioni preziose, l'efficacia e le applicazioni specifiche della somministrazione di glutatione sublinguale potrebbero richiedere ulteriori ricerche e valutazioni cliniche.

Giuseppe Rotolo   Medicina Funzionale

Indirizzi web degli articoli citati

[1]
https://www.sciencedirect.com/science/article/pii/S2213231715000841

[2] https://www.ncbi.nlm.nih.gov/pmc/articles/PMC4536296/

[3]   https://www.glutone.in/blogs/blogs/how-sublingual-absorption-of-glutathione-helps-in-enhancing-skin-glow-and-radiance

[4] https://citrisafe.com/sublingual-glutatione/

[5] https://pubmed.ncbi.nlm.nih.gov/28526381/

Carenza del glutatione

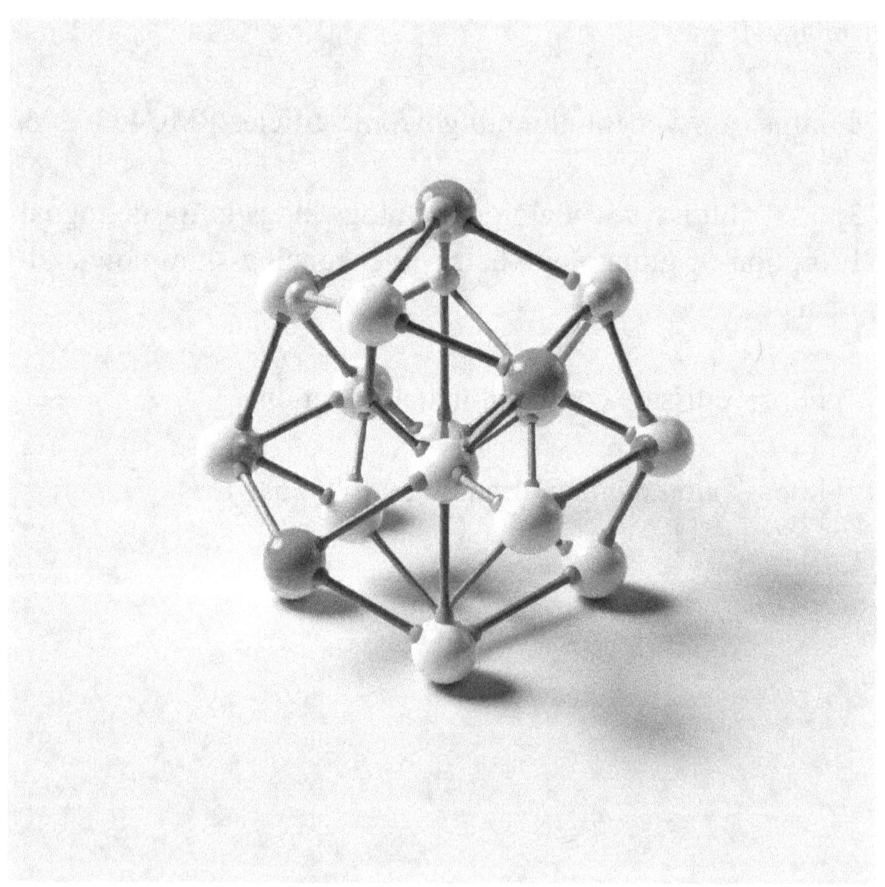

Le carenze di glutatione possono avere implicazioni significative per la salute. La carenza di glutatione sintetasi, una rara malattia genetica, può portare a vari sintomi, tra cui anemia emolitica, problemi neurologici, convulsioni, ritardo

Giuseppe Rotolo   Medicina Funzionale

psicomotorio, disabilità intellettuale e atassia [1]. Inoltre, livelli bassi o alti di glutatione nell'organismo possono essere indicativi di varie malattie croniche e acute, come Alzheimer, Parkinson, diabete, alcuni tipi di cancro, malattie cardiache e disturbi del sistema immunitario [3] [4]. I segni comuni di carenza di glutatione possono includere infezioni frequenti, difficoltà a gestire il peso e altri sintomi associati allo stress ossidativo e alla compromissione della funzione immunitaria [4].

Per valutare i livelli di glutatione, è possibile effettuare un esame del sangue per misurarne la concentrazione nel sangue. Questo test può aiutare a determinare se una persona ha una carenza di glutatione e può beneficiare di interventi per risolvere la carenza [5]. Se si sospetta una carenza di glutatione, è importante consultare un operatore sanitario per una valutazione e un esame adeguati.

Indirizzi web degli articoli citati

[1]   https://medlineplus.gov/genetics/condition/glutathione-synthetase-deficiency/

[2] https://www.ncbi.nlm.nih.gov/pmc/articles/PMC4536296/
[3]   https://www.discountedlabs.com/blog/does-your-body-make-enough-glutathione

[4] https://driphydration.com/blog/how-to-notice-if-you-have-glutathione-deficiency/

[5] https://requestatest.com/glutathione-gsh-blood-test

Tumori

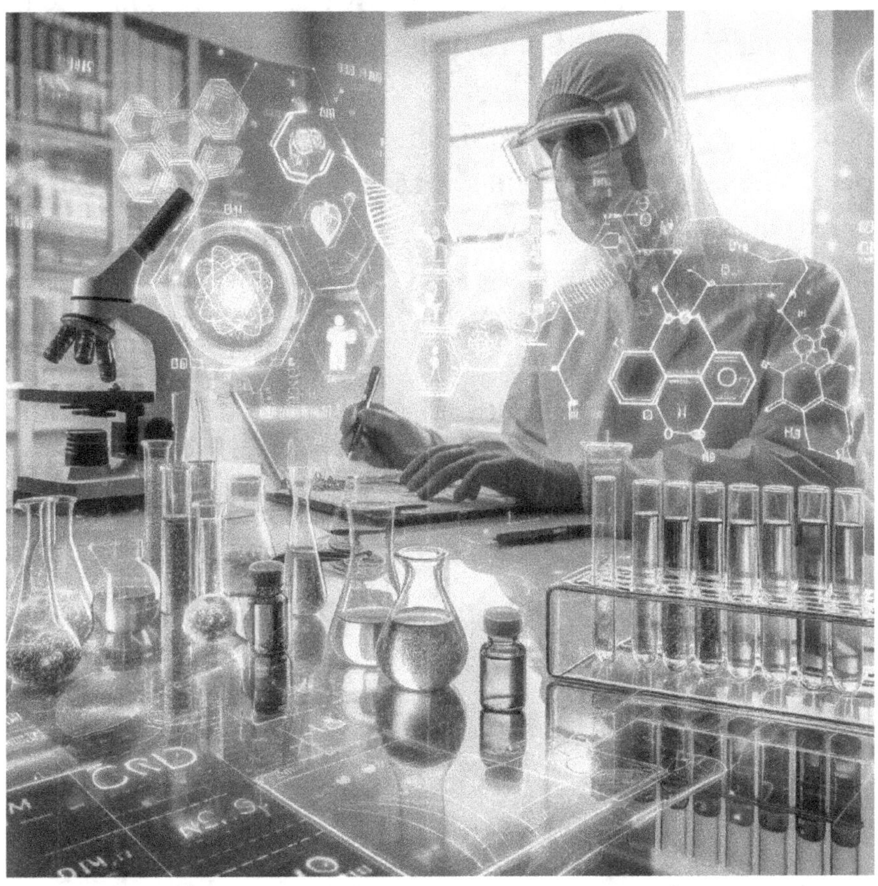

Il glutatione (GSH) sembra possa prevenire il cancro attraverso vari meccanismi. Svolge un ruolo cruciale nella regolazione dello sviluppo e della crescita del cancro, tra cui la differenziazione, la proliferazione e l'apoptosi delle cellule. Il coinvolgimento del glutatione (GSH) nella sintesi del DNA, il mantenimento della glutaredoxina o tioredoxina ridotta e il suo ruolo di antiossidante intracellulare sono meccanismi chiave nella prevenzione del cancro. Inoltre, il glutatione (GSH) è coinvolto nella detossificazione degli agenti cancerogeni e nell'eliminazione delle tossine ambientali, fattori importanti nella prevenzione del cancro. Inoltre, la deplezione di glutatione (GSH) è stata studiata come strategia per potenziare la terapia basata sulle specie reattive dell'ossigeno (ROS), indurre la ferroptosi e aumentare l'efficacia della chemioterapia nel trattamento del cancro [1] [2] [3] [4].

Questi meccanismi contribuiscono collettivamente alla capacità del glutatione (GSH) di prevenire il cancro regolando i processi cellulari, proteggendo le cellule dai danni ed eliminando le sostanze nocive che possono portare allo sviluppo e alla progressione del cancro.

Indirizzi web delle fonti citate

[1] https://www.ncbi.nlm.nih.gov/pmc/articles/PMC3673338/

[2] https://www.ncbi.nlm.nih.gov/pmc/articles/PMC7600400/

[3] https://rem.bioscientifica.com/view/journals/rem/2023/1/REM-22-0023.xml

[4]
https://www.sciencedirect.com/science/article/abs/pii/S01429
6122100466X

[5] https://imrg.it/storage/biomedicines-11-02226.pdf

Il glutatione (GSH) sembra possa contribuire alla terapia del cancro attraverso vari meccanismi biochimici. Svolge un ruolo cruciale nella regolazione dello sviluppo e della crescita del cancro, compresa la differenziazione, la proliferazione e l'apoptosi delle cellule. Il glutatione (GSH) è coinvolto nella disintossicazione e nell'eliminazione degli agenti cancerogeni, nonché nella protezione dalle azioni nocive dei chemioterapici. Inoltre, il glutatione (GSH) favorisce la rigenerazione non enzimatica dell'alfa-tocoferolo, che previene la perossidazione lipidica delle membrane cellulari. Inoltre, il il glutatione (GSH) è importante per la resistenza alla chemioterapia e la sua deplezione ha dimostrato di essere efficace nel sensibilizzare le cellule tumorali alla chemioterapia, una strategia nota come chemiosensibilizzazione [1] [2] [3] [4] [5].

Questi meccanismi dimostrano complessivamente come il glutatione (GSH) possa supportare la terapia antitumorale regolando i processi cellulari, proteggendo le cellule dai danni e sensibilizzando le cellule tumorali alla chemioterapia, migliorando così l'efficacia del trattamento del cancro.

Giuseppe Rotolo   Medicina Funzionale

Indirizzi web degli articoli citati

[1] https://www.mdpi.com/2218-273X/10/10/1429

[2] https://pubmed.ncbi.nlm.nih.gov/33050144/

[3] https://www.ncbi.nlm.nih.gov/pmc/articles/PMC7600400/

[4]
https://rem.bioscientifica.com/view/journals/rem/2023/1/REM-22-0023.xml

[5] https://www.ncbi.nlm.nih.gov/pmc/articles/PMC3673338/

Il glutatione (GSH) protegge dagli effetti tossici della chemioterapia attraverso vari meccanismi. Svolge un ruolo cruciale nella detossificazione e nell'eliminazione degli agenti cancerogeni, nonché nella regolazione dell'equilibrio redox cellulare. Inoltre, il glutatione (GSH) è coinvolto nell'inattivazione dei farmaci chemioterapici e nell'induzione del loro efflusso, contribuendo alla resistenza delle cellule tumorali alla chemioterapia. Tuttavia, è importante notare che se da un lato il glutatione (GSH) può proteggere dalle tossicità indotte dalla chemioterapia, dall'altro può avere un potenziale ruolo protettivo per le cellule tumorali, che potrebbe potenzialmente contrastare l'efficacia dei farmaci antitumorali. Pertanto, l'uso del glutatione (GSH) nel contesto della terapia antitumorale deve essere attentamente considerato e monitorato sotto controllo medico [1] [2] [3] [4] [5].

Indirizzi web delle fonti citate in precedenza

[1] https://www.annalsofoncology.org/article/S0923-7534(19)48284-7/fulltext

[2] https://www.ncbi.nlm.nih.gov/pmc/articles/PMC10452337/

[3] https://imrg.it/storage/biomedicines-11-02226.pdf

[4] https://www.sciencedirect.com/science/article/pii/S13687646 99900833
[5]

https://rem.bioscientifica.com/view/journals/rem/2023/1/RE M-22-0023.xml

Cardiologia

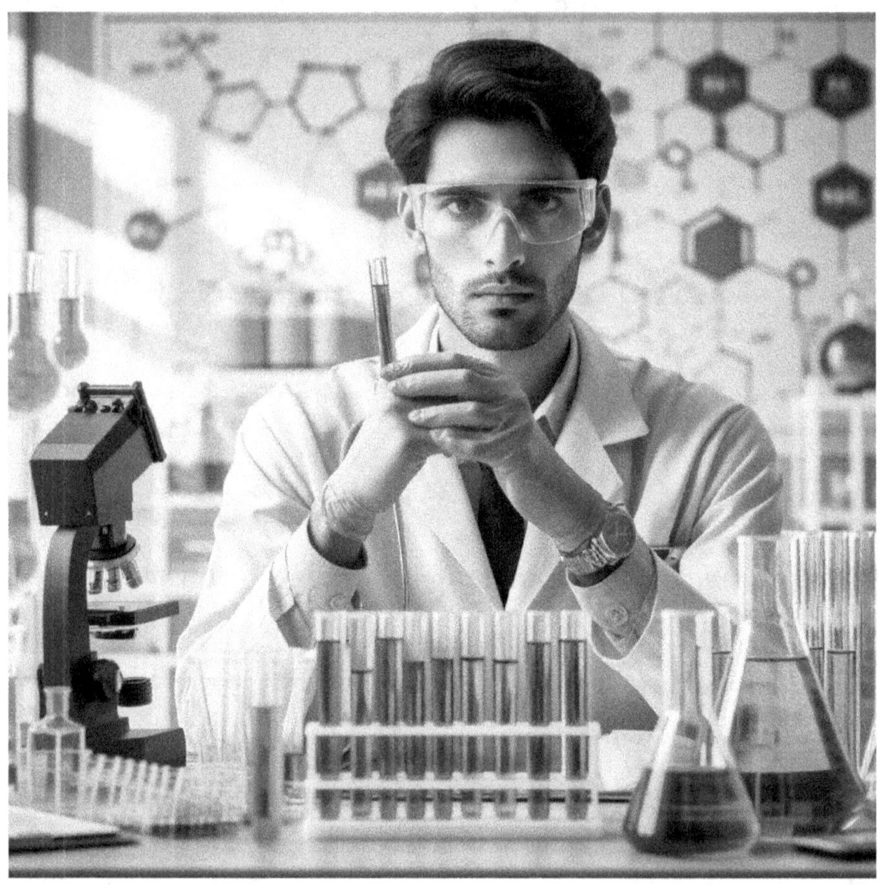

Giuseppe Rotolo   Medicina Funzionale

Il glutatione svolge un ruolo significativo nella prevenzione delle malattie cardiovascolari partecipando alla regolazione dello stress ossidativo. Agisce come antiossidante, proteggendo dagli effetti nocivi delle specie reattive dell'ossigeno e dell'azoto, che sono associate allo sviluppo di malattie cardiovascolari come l'occlusione delle arterie coronarie, le cardiopatie ipertensive e gli ictus. Il coinvolgimento del glutatione nel mantenimento dell'omeostasi redox cellulare e la sua capacità di contrastare gli effetti ossidanti delle specie reattive contribuiscono al suo potenziale nella prevenzione delle malattie cardiovascolari. Inoltre, il sistema glutatione, che comprende il glutatione e gli enzimi correlati, è considerato un potente sistema antiossidante endogeno nel sistema cardiovascolare, sottolineando ulteriormente la sua importanza nella protezione cardiaca dallo stress ossidativo e dalla ferro ptosi [1] [2] [5].

Indirizzi web delle fonti citate

[1] https://www.ncbi.nlm.nih.gov/pmc/articles/PMC8389000/

[2] https://encyclopedia.pub/entry/12899

[3] https://www.sciencedirect.com/science/article/pii/S22132317 20308983

[4] https://pubmed.ncbi.nlm.nih.gov/34439468/

[5] https://www.nature.com/articles/s41419-023-05645-y

Il glutatione può partecipare al trattamento delle malattie cardiovascolari grazie alle sue proprietà antiossidanti e antiaterogene. Svolge un ruolo cruciale nel mantenimento dell'omeostasi redox e nella protezione dagli effetti nocivi dello stress ossidativo, che sono associati allo sviluppo di malattie cardiovascolari come l'occlusione delle arterie coronariche, le cardiopatie ipertensive e gli ictus. Inoltre, gli studi hanno dimostrato che il glutatione e i suoi precursori hanno effetti cardioprotettivi, tra cui il ripristino dello stato redox mitocondriale e il miglioramento della funzione cardiovascolare. Inoltre, la letteratura suggerisce che il glutatione ha un ruolo importante nei meccanismi omeostatici redox delle cellule nel sistema cardiovascolare. Tuttavia, è importante notare che, sebbene il glutatione possa avere potenziali benefici nel trattamento delle malattie cardiovascolari, sono necessarie ulteriori ricerche per comprendere appieno i suoi effetti sia in condizioni normali che patologiche [1] [2] [3] [4] [5].

Indirizzi web delle fonti citate

[1] https://encyclopedia.pub/entry/12899

[2] https://www.ncbi.nlm.nih.gov/pmc/articles/PMC6532282/

[3] https://www.ncbi.nlm.nih.gov/pmc/articles/PMC8389000/

[4] www.frontiersin.org/articles/10.3389/fphys.2022.1093388

Approfondiamo l'articolo della rivista scientifica Frontiers

www.bit.ly/-c-a

Data di pubblicazione gennaio 2023

Titolo della pubblicazione: "Il glutatione ripristina lo stato redox mitocondriale e migliora la funzione del sistema cardiovascolare nei ratti anziani - Glutathione restores the mitochondrial redox status and improves the function of the cardiovascular system in old rats".

Nell'articolo si afferma che:

L'invecchiamento è caratterizzato da un aumento del danno ossidativo, che si verifica quando la produzione di radicali liberi supera la capacità di riparazione degli antiossidanti. Questo squilibrio porta a un'alterazione dello stato redox, che può influire negativamente sulla funzione cellulare e contribuire all'invecchiamento precoce.

Il glutatione (GSH), un tripeptide composto da glutammina, cisteina e glicina, è un potente antiossidante endogeno che svolge un ruolo importante nella difesa contro lo stress ossidativo. I livelli di glutatione ridotto (GSH) diminuiscono con l'avanzare dell'età, soprattutto nel sistema cardiovascolare, aumentando la suscettibilità delle cellule cardiache al danno ossidativo.

Obiettivo

Lo studio ha esaminato gli effetti della supplementazione di glutatione (GSH) sui parametri mitocondriali e sulla funzione cardiovascolare nei ratti anziani. I mitocondri sono organelli cellulari responsabili della produzione di energia, e il loro corretto funzionamento è essenziale per la salute generale del cuore.

Metodi

I ratti sono stati suddivisi in due gruppi: gruppo trattato con glutatione (GSH) e gruppo trattato con placebo. Entrambi i gruppi hanno ricevuto la loro rispettiva somministrazione per un periodo di quattro settimane.

Prima e dopo il trattamento, è stata misurata la variabilità della frequenza cardiaca (HRV), un indice della funzione autonomica cardiovascolare. Inoltre, sono stati valutati i livelli di SOD e GPx, enzimi antiossidanti coinvolti nella protezione contro i danni da radicali liberi.

Risultati

La supplementazione di glutatione (GSH) ha comportato un significativo aumento dei livelli di glutatione (GSH) nel cuore e nei mitocondri dei ratti anziani, accompagnato da una diminuzione dei livelli di malondialdeide (MDA), un marcatore del danno ossidativo. Inoltre, la supplementazione di glutatione (GSH) ha migliorato la HRV (HRV: variabilità della frequenza cardiaca, un indice della funzione autonomica cardiovascolare) e ha aumentato i livelli di SOD (SOD: superossido dismutasi, un enzima antiossidante che converte il superossido in perossido di idrogeno e ossigeno) e GPx (GPx: glutatione perossidasi, un enzima antiossidante che converte il perossido di idrogeno in acqua e glutatione ridotto) nel cuore e nei mitocondri.

Conclusioni

I risultati dello studio suggeriscono che la supplementazione di glutatione (GSH) sembra possa migliorare lo stato redox mitocondriale e la funzione cardiovascolare nei ratti anziani. Questi risultati supportano l'ipotesi che la supplementazione di glutatione (GSH) possa essere una strategia terapeutica promettente per prevenire o ritardare il declino della salute cardiovascolare correlato all'età.

Esempio di applicazione clinica

In uno studio clinico, la supplementazione di glutatione(GSH) ha dimostrato di essere utile nel trattamento dell'ipertensione nei pazienti anziani. La supplementazione ha migliorato la pressione sanguigna sistolica e diastolica, nonché la funzione endoteliale, che è un aspetto critico della salute cardiovascolare.

Estensione del concetto

Oltre alla funzione cardiovascolare, il glutatione svolge un ruolo importante in una varietà di altri processi fisiologici, tra cui il sistema immunitario, la funzione renale e la funzione epatica. La supplementazione del glutatione (GSH) forse può essere utile nel trattamento di una serie di condizioni mediche, tra cui l'infezione da SARS-CoV-2, la malattia renale cronica e l'epatite.

Conclusione finale

La supplementazione di glutatione (GSH) è un'area di ricerca emergente con il potenziale di migliorare la salute generale e prevenire l'invecchiamento precoce. Studi clinici sono necessari per confermare questi risultati e definire le linee guida per l'integrazione di glutatione (GSH) nella pratica clinica.

Ecco alcuni punti salienti dell'articolo

- L'invecchiamento è caratterizzato da un aumento del danno ossidativo, che può influire negativamente sulla funzione cellulare e contribuire all'invecchiamento precoce.

- Il glutatione (GSH), un potente antiossidante endogeno, svolge un ruolo importante nella difesa contro lo stress ossidativo.

Giuseppe Rotolo   Medicina Funzionale

- I livelli di GSH diminuiscono con l'avanzare dell'età, soprattutto nel sistema cardiovascolare.

- I mitocondri sono organelli cellulari responsabili della produzione di energia, e il loro corretto funzionamento è essenziale per la salute generale del cuore.

- Lo studio ha esaminato gli effetti della supplementazione di GSH sui parametri mitocondriali e sulla funzione cardiovascolare nei ratti anziani.

- I ratti sono stati suddivisi in due gruppi: gruppo trattato con GSH e gruppo trattato con veicolo.

- Prima e dopo il trattamento, è stata misurata la variabilità della frequenza cardiaca (HRV), un indice della funzione autonomica cardiovascolare.

- Inoltre, sono stati valutati i livelli di SOD e GPx, enzimi antiossidanti coinvolti nella protezione contro i danni da radicali liberi.

- La supplementazione di GSH ha comportato un significativo aumento dei livelli di GSH nel cuore e nei mitocondri dei ratti anziani.
- La supplementazione di GSH ha anche comportato una diminuzione dei livelli di malondialdeide (MDA), un marcatore del danno ossidativo.

Giuseppe Rotolo   Medicina Funzionale

- Inoltre, la supplementazione di GSH ha migliorato la HRV.

- La supplementazione di GSH ha anche aumentato i livelli di SOD e GPx nel cuore e nei mitocondri.

- I risultati dello studio suggeriscono che la supplementazione di GSH può migliorare lo stato redox mitocondriale e la funzione cardiovascolare nei ratti anziani.

Questi risultati supportano l'ipotesi che la supplementazione di GSH possa essere una strategia terapeutica promettente per prevenire o ritardare il declino della salute cardiovascolare correlato all'età.

In uno studio clinico, la supplementazione di GSH ha dimostrato di essere utile nel trattamento dell'ipertensione nei pazienti anziani.

Oltre alla funzione cardiovascolare, il glutatione svolge un ruolo importante in una varietà di altri processi fisiologici, tra cui il sistema immunitario, la funzione renale e la funzione epatica.
La supplementazione di GSH può essere utile nel trattamento di una serie di condizioni mediche, tra cui l'infezione da SARS-CoV-2, la malattia renale cronica e l'epatite.

La supplementazione di GSH è un'area di ricerca emergente con il potenziale di migliorare la salute generale e prevenire l'invecchiamento precoce.

Studi clinici sono necessari per confermare questi risultati e definire le linee guida per l'integrazione di GSH nella pratica clinica.

Questi punti salienti coprono i principali risultati dello studio, nonché le implicazioni cliniche e di ricerca. Sono stati selezionati per fornire una panoramica completa degli studi e delle sue conclusioni.

Ecco alcuni ulteriori dettagli su alcuni dei punti salienti più importanti:

L'aumento dei livelli di GSH nel cuore e nei mitocondri dei ratti anziani è un risultato significativo, poiché il GSH è un potente antiossidante che può aiutare a proteggere le cellule dai danni.

La diminuzione dei livelli di MDA è un altro risultato positivo, poiché l'MDA è un marcatore del danno ossidativo.

Il miglioramento della HRV è un indicatore della funzione autonomica cardiovascolare.

L'aumento dei livelli di SOD e GPx è un segno di una maggiore capacità antiossidante.

Giuseppe Rotolo   Medicina Funzionale

Nel complesso, i risultati dello studio suggeriscono che la supplementazione di GSH può essere una strategia promettente per migliorare la funzione cardiovascolare nei ratti anziani.

[5]
https://www.sciencedirect.com/science/article/pii/S2213231720308983

Autismo e ADHD

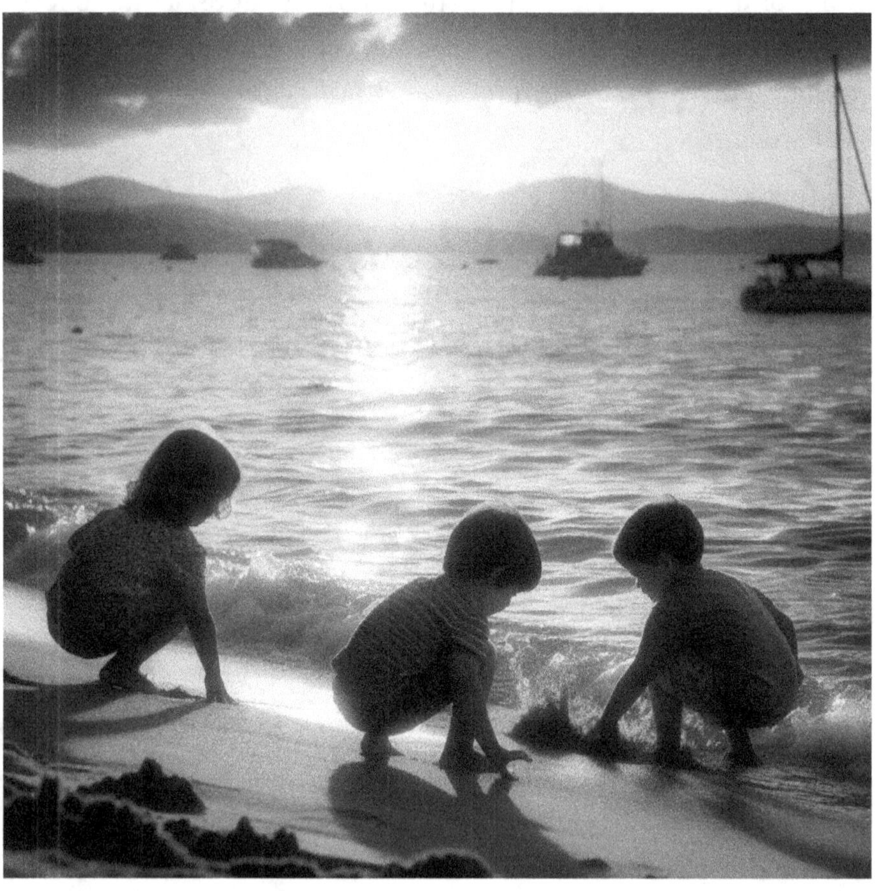

Alcuni elementi suggeriscono che il glutatione possa essere utile nel trattamento dell'autismo, anche se sono necessarie ulteriori ricerche per confermarne l'efficacia. Il glutatione è un antiossidante coinvolto in vari processi cellulari, tra cui la regolazione dello stress ossidativo e dell'infiammazione.

Lo stress ossidativo e l'infiammazione sono stati implicati nella fisiopatologia dell'autismo e alcuni studi hanno suggerito che il glutatione possa contribuire a mitigare questi processi. Ad esempio, uno studio del 2011 pubblicato sul Journal of Autism and Developmental Disorders ha rilevato che i bambini affetti da autismo avevano livelli di glutatione più bassi rispetto ai controlli sani e che l'integrazione con il glutatione determinava miglioramenti nei comportamenti sociali e cognitivi.

Un altro studio pubblicato nel 2015 sul Journal of Attention Disorders ha rilevato che i bambini con autismo che hanno ricevuto integratori di glutatione hanno avuto miglioramenti nell'attenzione e nella funzione esecutiva rispetto a quelli che non hanno ricevuto integratori.

Tuttavia, è importante notare che questi studi avevano campioni di piccole dimensioni e sono necessarie ulteriori ricerche per confermare l'efficacia del glutatione nel trattamento dell'autismo. Inoltre, l'integrazione di glutatione potrebbe non essere adatta a tutti i soggetti affetti da autismo ed è importante consultare un operatore sanitario prima di iniziare un nuovo regime di integrazione.

Vale anche la pena di notare che esistono altri trattamenti per l'autismo che si sono dimostrati efficaci, come le terapie comportamentali, la terapia del linguaggio e della parola e i farmaci per condizioni correlate come l'ansia e l'iperattività. Un piano di trattamento completo che affronti le esigenze e i sintomi specifici dell'individuo è spesso l'approccio più efficace.

Disturbo da deficit di attenzione e iperattività (ADHD)

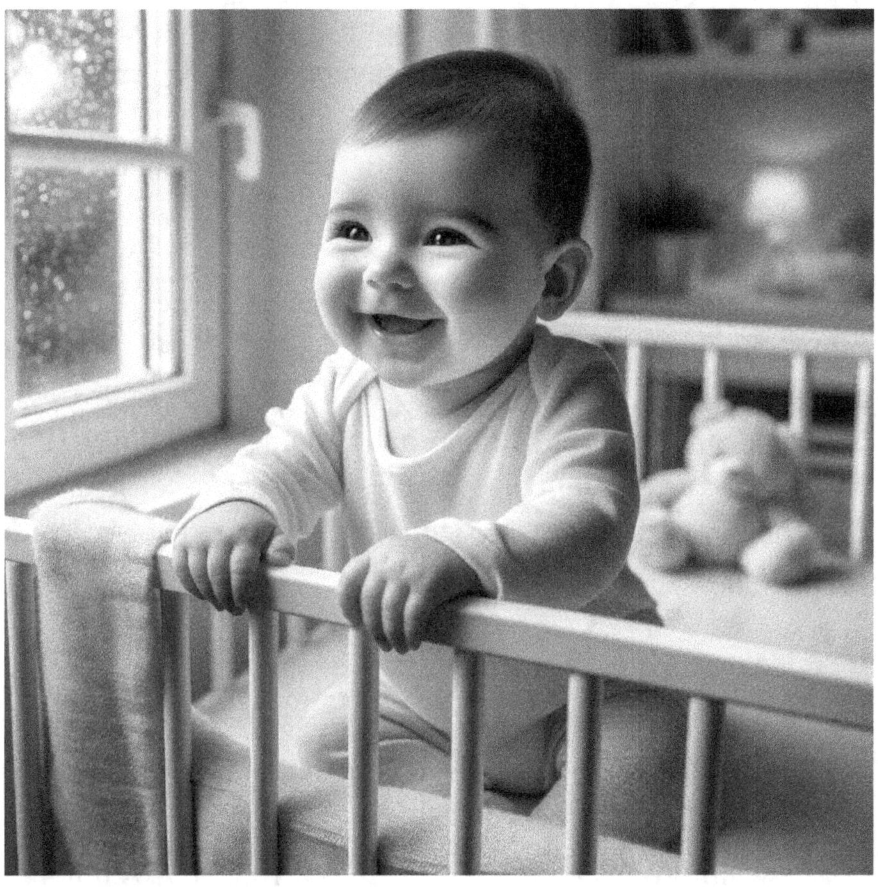

Il glutatione è stato studiato per il suo potenziale ruolo nel trattamento del disturbo da deficit di attenzione e iperattività (ADHD). La ricerca ha mostrato che la N-acetilcisteina (NAC), un precursore dell'antiossidante glutatione, è efficace nell'alleviare i sintomi dell'ADHD negli adulti. Inoltre, gli studi hanno suggerito che i bambini e gli adulti con ADHD presentano generalmente un aumento dei biomarcatori di stress ossidativo e nitrosativo e che i livelli di glutatione e degli enzimi correlati possono essere alterati nei soggetti con ADHD. Inoltre, la letteratura suggerisce che gli antiossidanti, compreso il glutatione, possono avere un ruolo potenziale nell'attenuare lo stress ossidativo associato all'ADHD. Tuttavia, è importante notare che, sebbene esistano alcune evidenze a sostegno del potenziale uso del glutatione nel contesto dell'ADHD, sono necessarie ulteriori ricerche per comprenderne appieno gli effetti e determinarne l'efficacia come trattamento per questa sindrome [1] [2] [3] [4].

L'uso potenziale del glutatione nel trattamento dell'ADHD è un'area di ricerca in corso e la sua efficacia e sicurezza dovrebbero essere attentamente valutate attraverso studi clinici ben controllati.

Indirizzi web degli articoli citati

[1] www.imrpress.com/journal/FBL/24/2/10.2741/4720/htm

[2] https://www.ncbi.nlm.nih.gov/pmc/articles/PMC7690797/

[3] https://www.mdpi.com/2076-3921/9/2/176

[4]
https://www.tandfonline.com/doi/full/10.1080/13510002.201
5.1116729

[5] www.ncbi.nlm.nih.gov/pmc/articles/PMC10452337/

Il tempo necessario al glutatione per agire nel trattamento dell'ADHD non è stato chiaramente stabilito. Il glutatione, in particolare il suo precursore N-acetilcisteina (NAC), è stato studiato per il suo potenziale nell'alleviare i sintomi dell'ADHD sia negli adulti che nei bambini. Tuttavia, la durata specifica dell'insorgenza dei suoi effetti nel trattamento dell'ADHD non è stata determinata in modo definitivo. Alcuni individui possono riscontrare benefici già dopo pochi giorni o settimane dall'inizio dell'assunzione di glutatione, mentre altri possono non notare alcun cambiamento per diversi mesi. L'efficacia del glutatione nel trattamento dell'ADHD e il tempo necessario per osservarne i pieni effetti possono variare da individuo a individuo e richiedono ulteriori ricerche e valutazioni cliniche [1] [5].

Indirizzi web degli articoli citati

[1] www.imrpress.com/journal/FBL/24/2/10.2741/4720/htm

[2] https://www.ncbi.nlm.nih.gov/pmc/articles/PMC3628138/

[3] https://www.ncbi.nlm.nih.gov/pmc/articles/PMC7690797/

[4] https://www.mdpi.com/2076-3921/9/2/176

[5] https://www.nutriavenue.com/all-topics/question/how-long-does-it-take-for-l-glutathione-to-work/

Ansia Depressione

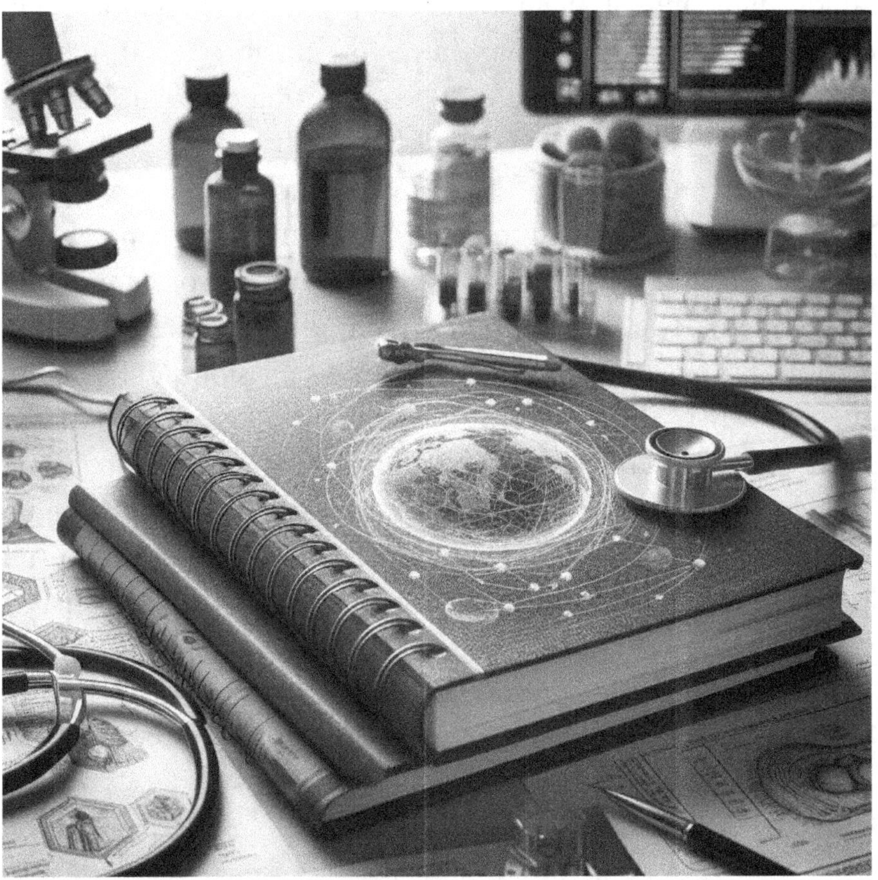

Il glutatione è stato associato al potenziale sollievo dall'ansia e dalla depressione grazie al suo ruolo nel mantenimento dell'omeostasi redox e nella regolazione dello stress ossidativo. Livelli ridotti di glutatione nel cervello sono stati collegati a una maggiore vulnerabilità allo stress ossidativo, che può essere associato allo sviluppo e alla progressione di disturbi psichiatrici, tra cui la depressione, il disturbo bipolare, la schizofrenia e il disturbo d'ansia generalizzato [1]. Studi sugli animali hanno dimostrato che il glutatione può ridurre la depressione e l'ansia negli animali stressati e studi sull'uomo hanno indicato che gli individui affetti da depressione possono avere livelli di glutatione significativamente più bassi [2]. Inoltre, le proprietà antiossidanti e antinfiammatorie del glutatione sono legate alla regolazione dei neurotrasmettitori e al sostegno della salute mentale, e l'aumento dei livelli di glutatione attraverso vari mezzi può contribuire a migliorare i sintomi della salute mentale [4]. Tuttavia, le specifiche fasi biochimiche attraverso le quali il glutatione allevia l'ansia e la depressione richiedono ulteriori ricerche per essere completamente chiarite. Sebbene esistano evidenze che suggeriscono un potenziale legame tra il glutatione e l'alleviamento dell'ansia e della depressione, è importante consultare un professionista della salute per la diagnosi e il trattamento, poiché le risposte individuali al trattamento possono variare [2] [4].

Indirizzi web delle fonti

[1] www.ncbi.nlm.nih.gov/pmc/articles/PMC10366746/

Giuseppe Rotolo   Medicina Funzionale

[2]
https://www.drberkantoman.com/en/article/desc/63723/what-is-glutathione-therapy-what-does-glutathione-therapy-do.html

[3]
https://www.sciencedirect.com/science/article/abs/pii/S01497 63419311133

[4]   https://www.thinkbrighttherapy.com/brain-body-care-unlocking-the-power-of-glutathione-how-this-antioxidant-supports-mental-health/

[5] www.frontiersin.org/articles/10.3389/fpsyg.2021.666347

Link breve: www.bit.ly/-a-n

Titolo dell'articolo: "Associazione tra sintomi socio-affettivi e glutatione e linfociti CD4 e CD8 negli studenti universitari - Association Between Socio-Affective Symptoms and Glutathione and CD4 and CD8 Lymphocytes in College Students".

Prevenzione o cura? Guida alla medicina funzionale

Vediamo insieme le affermazioni degli autori dell'articolo.

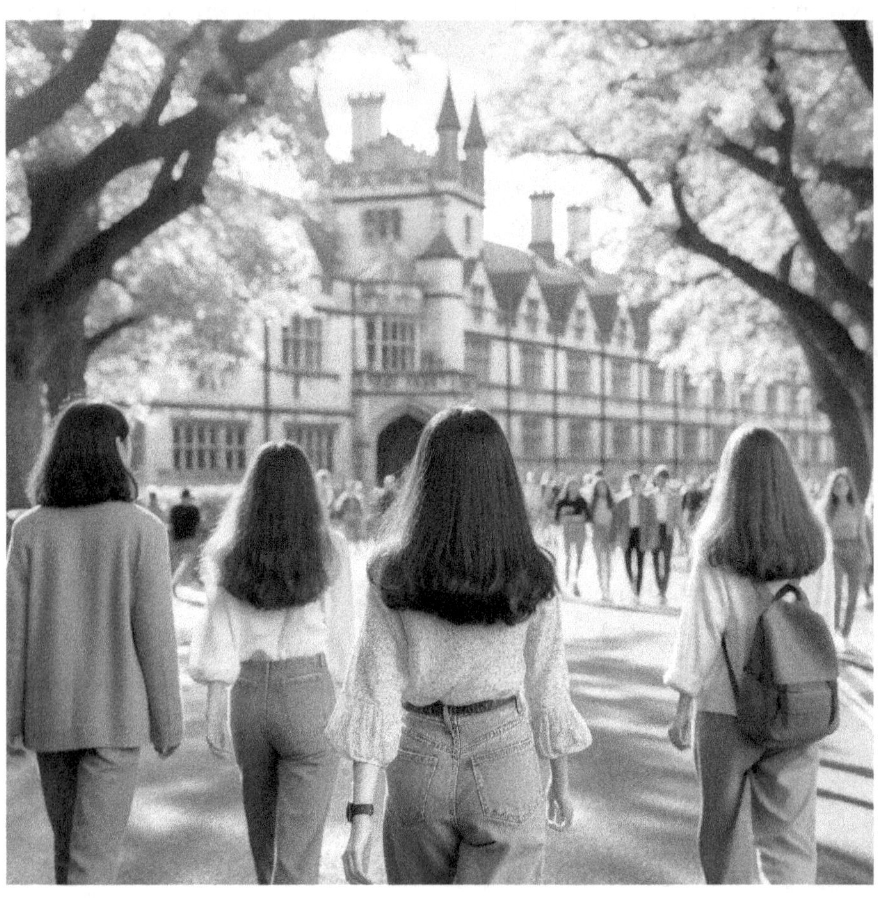

Il meccanismo d'azione del glutatione nel ridurre l'ansia e la depressione è associato al suo ruolo nel mantenere l'omeostasi redox, nel regolare lo stress ossidativo e nel modulare l'infiammazione e la funzione dei neurotrasmettitori. Livelli ridotti di glutatione nel cervello sono stati collegati a una maggiore vulnerabilità allo stress ossidativo, che è associato alla fisiopatologia dei disturbi psichiatrici, tra cui l'ansia, la depressione e le psicopatologie legate allo stress [1] [2] [3]. Le proprietà antiossidanti e antinfiammatorie del glutatione sono note per regolare i neurotrasmettitori e sostenere la salute mentale, e l'aumento dei livelli di glutatione attraverso vari mezzi può contribuire a migliorare i sintomi della salute mentale [4]. Inoltre, alcuni studi hanno dimostrato che il glutatione può ridurre la depressione e l'ansia negli animali stressati, a ulteriore sostegno del suo ruolo potenziale nell'attenuazione di questi sintomi [5]. Tuttavia, le specifiche fasi biochimiche attraverso le quali il glutatione esercita i suoi effetti nel ridurre l'ansia e la depressione richiedono ulteriori ricerche per essere completamente chiarite.

Indirizzi web degli articoli citati

[1] www.ncbi.nlm.nih.gov/pmc/articles/PMC10366746/

[2] https://www.sciencedirect.com/science/article/abs/pii/S01497 63419311133

[3] www.ncbi.nlm.nih.gov/pmc/articles/PMC10605149/
[4] https://www.thinkbrighttherapy.com/brain-body-care-unlocking-the-power-of-glutathione-how-this-antioxidant-supports-mental-health/

[5]
https://www.sciencedirect.com/science/article/pii/S00092797
20303264

Vediamo ora l'articolo analizzato punto per punto

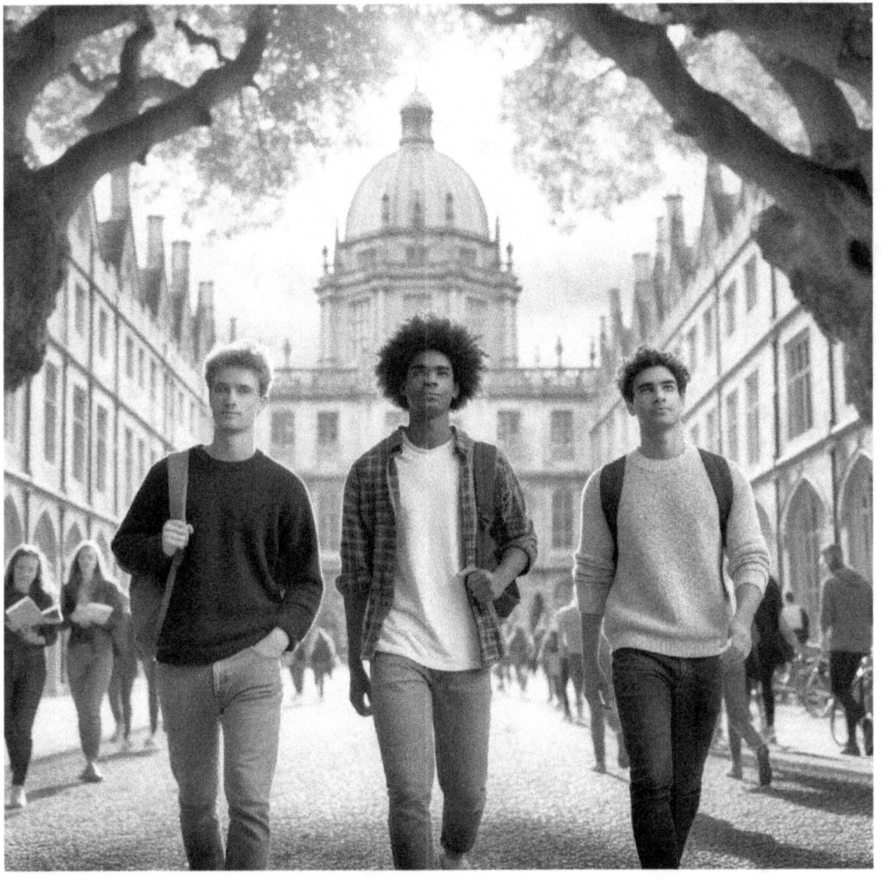

L'impatto dei sintomi socio-affettivi sui livelli di glutatione e di linfociti CD4 e CD8 nei college

Introduzione

Giuseppe Rotolo   Medicina Funzionale

Come sempre vediamo le affermazioni dei colleghi autori dell'articolo che riteniamo significative.

La vita nei college può essere impegnativa e stressante, con una serie di fattori che possono influire negativamente sulla salute mentale e fisica degli studenti. Tra questi fattori, i sintomi socio-affettivi, come la depressione, l'ansia e lo stress, rivestono un ruolo significativo.

Il glutatione, un tripeptide composto da glutammina, cisteina e glicina, è un potente antiossidante endogeno che svolge un ruolo cruciale nella difesa contro lo stress ossidativo e nel mantenimento di una sana funzione immunitaria. I linfociti CD4+ e CD8+, invece, sono tipi di globuli bianchi che rappresentano la linea di difesa primaria del corpo contro le infezioni.

Obiettivo

Lo scopo di questo studio è indagare l'associazione tra i sintomi socio-affettivi (SAS) e i livelli di glutatione e di linfociti CD4+ e CD8+ nei college.

Metodi

Lo studio ha coinvolto 150 studenti universitari che hanno completato le scale di depressione, ansia e stress (DASS) per valutare i loro livelli di sintomi socio-affettivi (SAS). Inoltre, sono stati prelevati campioni di sangue per misurare i livelli di glutatione e di linfociti CD4+ e CD8+.

Risultati

I risultati hanno rivelato che i livelli di sintomi socio-affettivi (SAS) erano significativamente associati a livelli inferiori di glutatione e di linfociti CD4+ e CD8+. Tale associazione era più pronunciata nelle donne rispetto agli uomini.

Inoltre, l'associazione tra sintomi socio-affettivi (SAS) e livelli di linfociti CD4+ e CD8+ era più evidente negli uomini rispetto alle donne.

Discussione

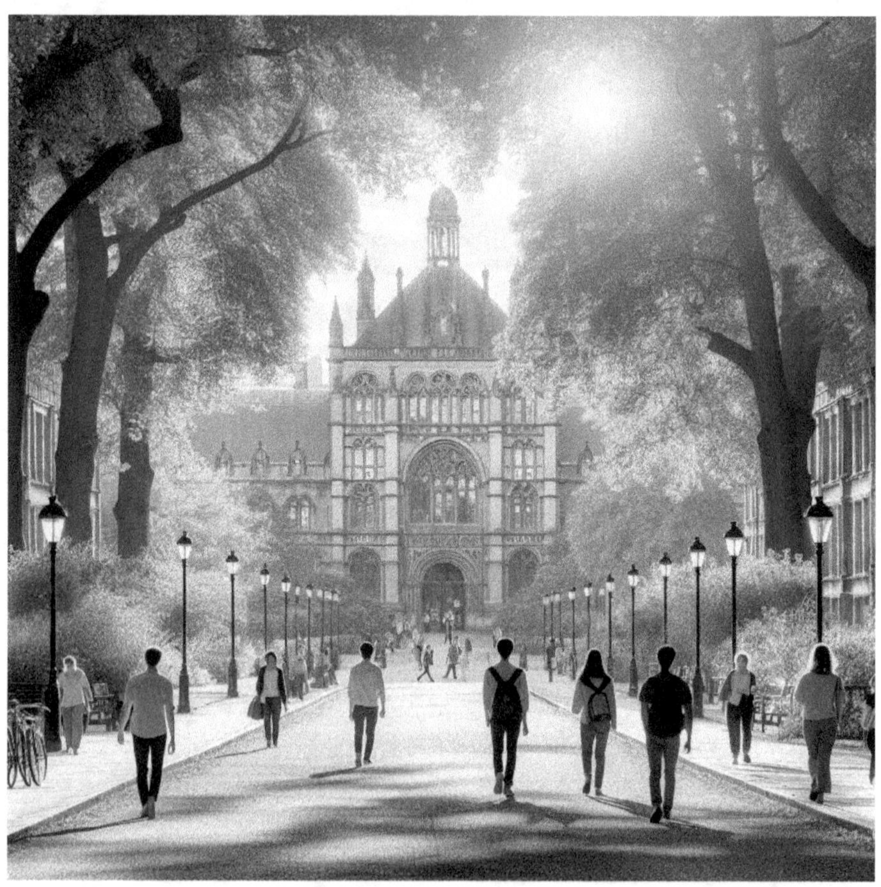

I risultati suggeriscono che i sintomi socio-affettivi possono avere un impatto negativo sulla funzione immunitaria degli studenti universitari. In particolare, i livelli più bassi di glutatione e di linfociti CD4+ e CD8+ possono rendere gli studenti più vulnerabili alle infezioni e ad altre malattie.

Mantenere livelli sani di glutatione e linfociti CD4+ e CD8+ è quindi fondamentale per promuovere la salute generale degli studenti universitari.

Implicazioni

I risultati di questo studio sottolineano l'importanza di identificare e affrontare tempestivamente i sintomi socio-affettivi negli studenti universitari. Inoltre, interventi mirati a migliorare i livelli di glutatione e di linfociti CD4+ e CD8+ potrebbero essere benefici per questi studenti.

Limitazioni

Lo studio è stato trasversale, il che significa che la relazione tra sintomi socio-affettivi (SAS) e funzione immunitaria potrebbe essere bidirezionale. Inoltre, lo studio ha coinvolto un campione relativamente piccolo, il che potrebbe limitare la generalizzabilità dei risultati.

Direzioni future

Sono necessari studi longitudinali per confermare la relazione causale tra sintomi socio-affettivi (SAS) e funzione immunitaria. Inoltre, sono necessari studi che investighino gli effetti di specifici interventi sui livelli di glutatione e di linfociti CD4+ e CD8+ e il loro rapporto con la riduzione dei sintomi socio-affettivi (SAS).

Conclusione

Lo studio fornisce evidenze preliminari a sostegno dell'ipotesi che i sintomi socio-affettivi potrebbero essere associati a livelli inferiori di glutatione e di linfociti CD4+ e CD8+ nei college. Affrontare i sintomi socio-affettivi e promuovere una sana funzione immunitaria può essere importante per la salute complessiva degli studenti universitari.

Esempi di interventi

Esistono diversi interventi che possono essere utilizzati per migliorare la funzione immunitaria degli studenti universitari. Questi includono:

Giuseppe Rotolo   Medicina Funzionale

- Tecniche di gestione dello stress, come la meditazione e lo yoga.

- Attività fisica regolare.

- Dieta sana ed equilibrata.

- Supplementi alimentari, come la vitamina C e la vitamina D.

Conclusione finale

La promozione della salute mentale e fisica degli studenti universitari è essenziale per il loro successo accademico e personale. L'identificazione e l'intervento precoce dei sintomi socio-affettivi, così come la promozione di stili di vita sani, possono contribuire a migliorare la salute immunitaria e complessiva degli studenti.

Schizofrenia

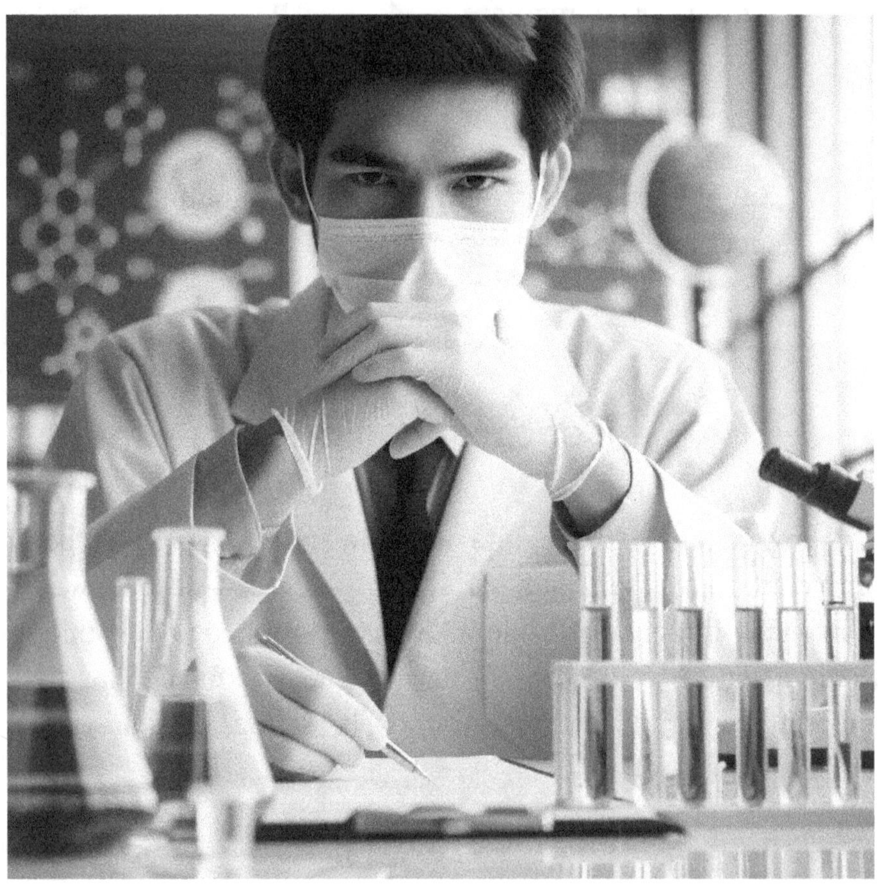

Il glutatione è implicato nella fisiopatologia della schizofrenia, con lo stress ossidativo e la disregolazione del glutatione che giocano un ruolo cruciale nella malattia. Nel cervello dei soggetti affetti da schizofrenia sono stati osservati livelli ridotti di glutatione, associati a sintomi negativi. Il glutatione è considerato l'antiossidante primario delle cellule cerebrali e la sua disregolazione è legata allo stress ossidativo, che è un meccanismo proposto alla base della schizofrenia. Inoltre, gli studi hanno mostrato che i livelli di glutatione e le attività degli enzimi del metabolismo del glutatione possono essere alterati nei pazienti con schizofrenia. Inoltre, la variabilità del sistema antiossidante centrale, di cui il glutatione è un componente, è aumentata nella schizofrenia. Nel complesso, le evidenze suggeriscono che il glutatione è coinvolto in modo intricato nella disregolazione redox associata alla schizofrenia e il suo ruolo nella fisiopatologia della malattia è un'area di ricerca attiva [1] [2] [3] [4] [5].

Indirizzi web degli articoli citati in precedenza

[1] https://www.ncbi.nlm.nih.gov/pmc/articles/PMC8086698/

[2] https://www.mdpi.com/2075-4426/13/11/1526

[3] https://www.ncbi.nlm.nih.gov/pmc/articles/PMC8615159/

[4] https://www.nature.com/articles/s41380-018-0104-7

Approfondiamo l'articolo di Frontiers che tratta la schizofrenia

[5] www.frontiersin.org/articles/10.3389/fpsyt.2021.796466

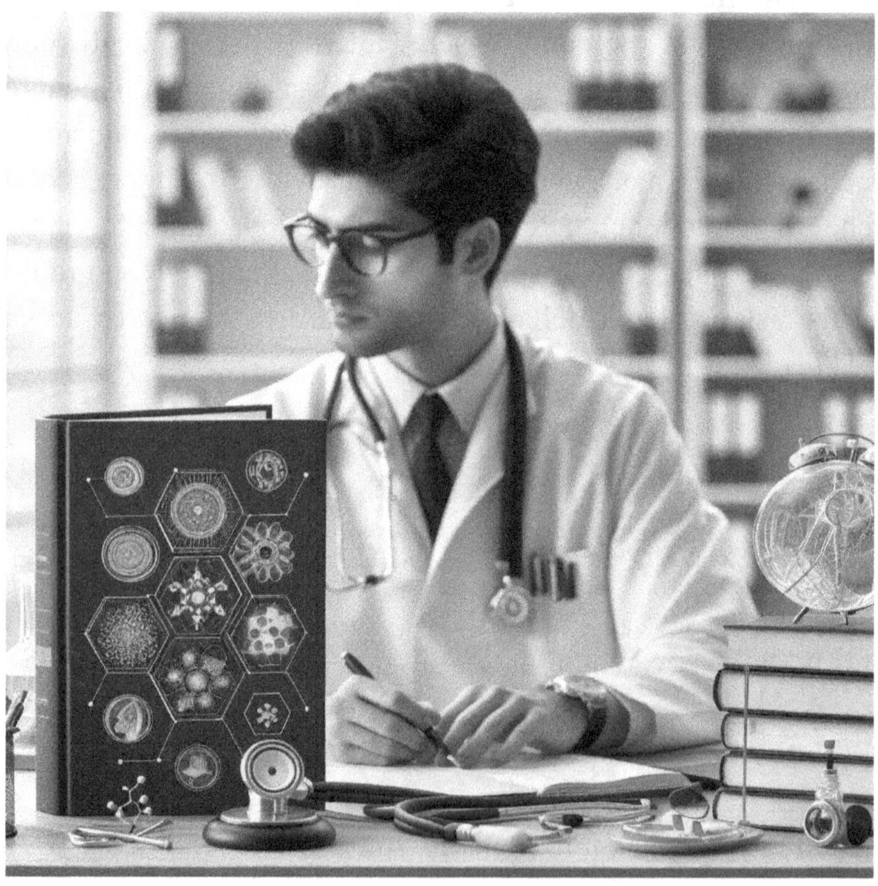

Iniziamo il capitolo approfondendo con un articolo della rivista Frontiers che tratta l'argomento da noi trattato in questo caso la schizofrenia.

Giuseppe Rotolo   Medicina Funzionale

Link breve breve: www.bit.ly/s--c

Titolo dell'articolo: "La schizofrenia aumenta la variabilità del sistema antiossidante centrale: una meta-analisi della varianza dagli studi MRS sul glutatione - Schizophrenia Increases Variability of the Central Antioxidant System: A Meta-Analysis of Variance From MRS Studies of Glutathione".

Vi mostro un riassunto dell'articolo per accedere agevolmente ai contenuti.

Schizofrenia e variabilità del sistema antiossidante centrale: A Meta-Analysis of Variance From MRS Studies of Glutathione.

Introduzione

La schizofrenia è un disturbo mentale complesso caratterizzato da una serie di sintomi, tra cui allucinazioni, deliri, pensiero disorganizzato e sintomi negativi come anedonia (perdita di interesse nelle attività) e alogia (riduzione del linguaggio). La fisiopatologia della schizofrenia non è ancora del tutto chiarita, ma lo stress ossidativo è stato chiamato in causa come potenziale fattore di rischio.

Il sistema antiossidante centrale (CAS) svolge un ruolo fondamentale nel proteggere i neuroni dal danno ossidativo, causato dall'accumulo di radicali liberi. Il glutatione (GSH), un tripeptide composto da acido glutammico, cisteina e glicina, è l'antiossidante più abbondante nell'organismo ed è particolarmente importante per proteggere il cervello.

Obiettivo

Questo studio ha voluto indagare l'associazione tra schizofrenia e variabilità del CAS utilizzando una meta-analisi di studi di spettroscopia di risonanza magnetica (MRS) che hanno esaminato i livelli di GSH in partecipanti con schizofrenia e controlli sani.

Metodi

I ricercatori hanno condotto una ricerca sistematica della letteratura per identificare studi MRS idonei che misurassero i livelli di GSH in partecipanti con schizofrenia e controlli sani. Gli studi sono stati inclusi nella meta-analisi se soddisfacevano i seguenti criteri:

- I partecipanti avevano ricevuto una diagnosi di schizofrenia secondo i criteri diagnostici stabiliti.

- I controlli sani sono stati abbinati ai partecipanti con schizofrenia per età, sesso e stato socioeconomico.

- I livelli di GSH sono stati misurati mediante MRS.

I ricercatori hanno estratto i livelli di GSH dagli studi e hanno calcolato la varianza dei livelli di GSH per ciascun gruppo. La varianza è stata poi utilizzata per calcolare la dimensione dell'effetto tra i gruppi.

Risultati

La meta-analisi ha rivelato che i soggetti affetti da schizofrenia presentano una variabilità dei livelli di GSH significativamente più elevata rispetto ai controlli sani (Cohen's d = 1,80). Ciò suggerisce che il CAS nei soggetti con schizofrenia è meno stabile e più suscettibile alle fluttuazioni.

I ricercatori hanno anche esaminato se la variabilità dei livelli di GSH fosse associata a sintomi specifici della schizofrenia. Hanno scoperto che una maggiore variabilità dei livelli di GSH era correlata a sintomi negativi più gravi (r = 0,58), come anedonia e alogia.

Discussione

I risultati di questo studio suggeriscono che la schizofrenia può essere associata a una disregolazione del CAS, con conseguente aumento della variabilità dei livelli di GSH. Questa disregolazione potrebbe contribuire allo sviluppo e alla gravità dei sintomi negativi nella schizofrenia.

La disregolazione del CAS può essere causata da diversi fattori, tra cui:

- Elevati livelli di stress ossidativo nel cervello dei soggetti affetti da schizofrenia.

- Sintesi o degradazione alterata del GSH.

- Carenza di altri antiossidanti che lavorano con il GSH nel CAS.

I risultati di questo studio hanno importanti implicazioni per la comprensione della neurobiologia della schizofrenia e per lo sviluppo di trattamenti più efficaci. L'identificazione dei meccanismi che contribuiscono alla variabilità dei livelli di GSH nei pazienti con schizofrenia potrebbe portare a interventi mirati che potrebbero aiutare a stabilizzare il CAS e migliorare i sintomi.

Implicazioni cliniche

I risultati di questo studio suggeriscono che la variabilità dei livelli di GSH può essere un biomarcatore della schizofrenia e un predittore della gravità dei sintomi negativi. Ciò potrebbe avere implicazioni per la gestione clinica della schizofrenia, in quanto potrebbe essere possibile identificare i pazienti che sono a rischio di sviluppare sintomi negativi gravi e sviluppare interventi che potrebbero aiutare a stabilizzare il CAS e prevenire lo sviluppo di questi sintomi.

Direzioni future

La ricerca futura dovrebbe indagare i meccanismi alla base della variabilità dei livelli di GSH nella schizofrenia e sviluppare interventi che possano essere mirati a questi meccanismi. Migliorando la stabilità del CAS, potremmo essere in grado di migliorare i sintomi della schizofrenia e migliorare la vita dei pazienti.

Esempi di interventi che potrebbero aiutare a stabilizzare il CAS includono

- Integratori di antiossidanti, come la vitamina C e la vitamina E.

- Modifiche dello stile di vita, come l'esercizio fisico regolare e una dieta sana.

- Farmaci che agiscono sullo stress ossidativo, come la N-acetilcisteina.

Comprendendo il ruolo del CAS nella schizofrenia e sviluppando interventi che possano migliorarne la stabilità, potremmo essere in grado di sviluppare trattamenti più efficaci per questo disturbo complesso e debilitante.

Per una lettura rapida vi propongo anche in questo articolo una sintesi per punti salienti.

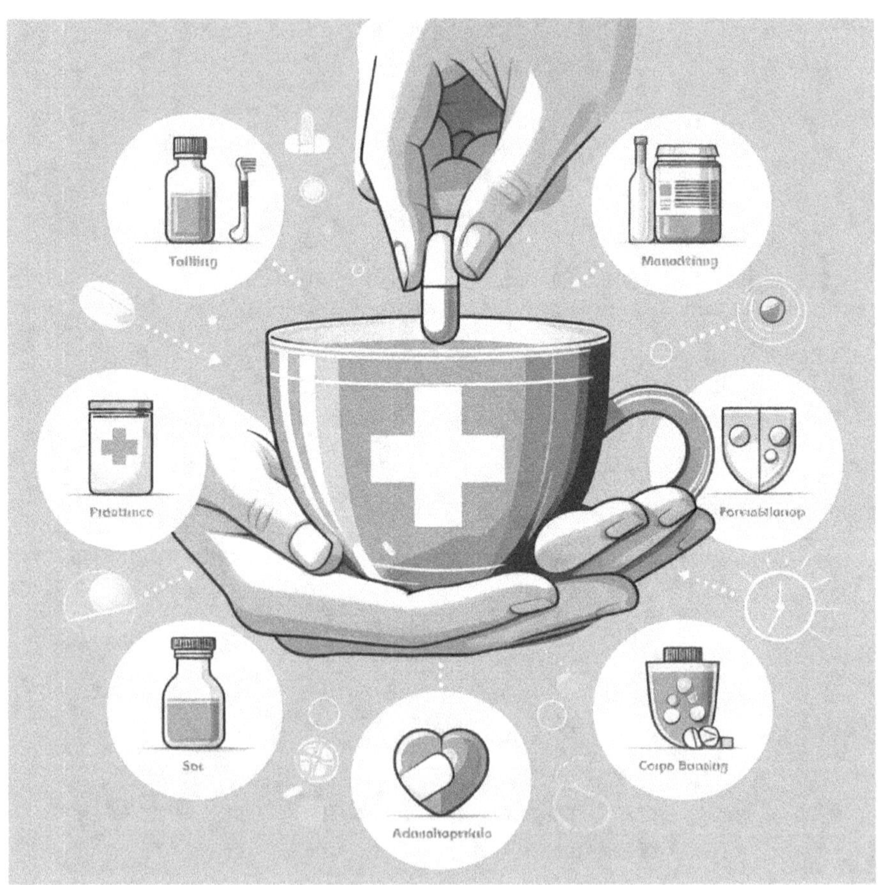

1. La schizofrenia è un disturbo mentale complesso caratterizzato da una serie di sintomi, tra cui

allucinazioni, deliri, disorganizzazione del pensiero e sintomi negativi come anedonia (perdita di interesse nelle attività) e alogia (ridotta produzione di linguaggio).

La schizofrenia è un disturbo mentale grave che colpisce circa 20 milioni di persone in tutto il mondo. I sintomi della schizofrenia possono essere suddivisi in due categorie principali: sintomi positivi e sintomi negativi. I sintomi positivi includono allucinazioni, deliri e disorganizzazione del pensiero. I sintomi negativi includono anedonia, alogia, apatia e asocialità.

2. La patofisiologia della schizofrenia non è ancora del tutto compresa, ma lo stress ossidativo è stato implicato come un potenziale fattore contribuente.

Lo stress ossidativo è un processo che si verifica quando i radicali liberi, molecole instabili che possono danneggiare le cellule, si accumulano nel corpo. Il CAS è un sistema complesso di molecole che aiutano a proteggere le cellule dai danni ossidativi.

3. Il sistema antiossidante centrale (CAS) svolge un ruolo critico nella protezione dei neuroni dai danni ossidativi, causati dall'accumulo di radicali liberi.

Il CAS è composto da una varietà di molecole, tra cui il glutatione (GSH), la vitamina C e la vitamina E. Il GSH è l'antiossidante più abbondante nel corpo ed è particolarmente importante per proteggere il cervello.

4. Questo studio ha utilizzato una meta-analisi di studi di spettroscopia magnetica a risonanza (MRS) che hanno esaminato i livelli di GSH in soggetti con schizofrenia e controlli sani per indagare l'associazione tra schizofrenia e la variabilità del CAS.

La MRS è una tecnica di imaging che può essere utilizzata per misurare i livelli di GSH nel cervello.

5. I risultati della meta-analisi hanno rivelato che i soggetti con schizofrenia avevano una variabilità significativamente maggiore dei livelli di GSH rispetto ai controlli sani (effetto di Cohen di 1,80).

Questo significa che i livelli di GSH nei soggetti con schizofrenia variano più frequentemente e in modo più significativo rispetto ai soggetti sani.

6. Questo suggerisce che il CAS nei soggetti con schizofrenia è meno stabile e più suscettibile a fluttuazioni.

Questa instabilità potrebbe contribuire allo sviluppo e alla gravità dei sintomi negativi nella schizofrenia.

7. I ricercatori hanno anche indagato se la variabilità dei livelli di GSH fosse associata a specifici sintomi della schizofrenia. Hanno trovato che una maggiore variabilità dei livelli di GSH era correlata a sintomi negativi più gravi ($r = 0,58$), come anedonia e alogia.

Questa correlazione suggerisce che la variabilità dei livelli di GSH potrebbe essere utilizzata come biomarcatore per la schizofrenia e un predittore della gravità dei sintomi negativi.

8. I risultati dello studio suggeriscono che la schizofrenia può essere associata a una disregolazione del CAS, che porta ad un aumento della variabilità dei livelli di GSH. Questa disregolazione potrebbe contribuire allo sviluppo e alla gravità dei sintomi negativi nella schizofrenia.

I meccanismi che contribuiscono alla variabilità dei livelli di GSH nei pazienti con schizofrenia possono includere:

Livelli elevati di stress ossidativo nel cervello dei soggetti con schizofrenia.

Sintesi o degradazione del GSH compromessa.

Deficienze in altri antiossidanti che lavorano con il GSH nel CAS.

9. I risultati dello studio hanno importanti implicazioni per la comprensione della neurobiologia della schizofrenia e per lo sviluppo di trattamenti più efficaci.

Identificare i meccanismi che contribuiscono alla variabilità dei livelli di GSH nei pazienti con schizofrenia potrebbe portare a interventi mirati che potrebbero aiutare a stabilizzare il CAS e migliorare i sintomi.

10. I risultati dello studio suggeriscono che la variabilità dei livelli di GSH potrebbe essere un biomarcatore per la schizofrenia e un predittore della gravità dei sintomi negativi.

Questo potrebbe avere implicazioni per la gestione clinica della schizofrenia, in quanto potrebbe essere possibile identificare i pazienti a rischio di sviluppare sintomi negativi gravi e sviluppare interventi che potrebbero aiutare a stabilizzare il CAS e prevenire lo sviluppo di questi sintomi.

Elaborazione di ulteriori dettagli

1. L'aumento della variabilità dei livelli di GSH nei soggetti con schizofrenia è un risultato significativo.

Giuseppe Rotolo   Medicina Funzionale

La disregolazione del glutatione contribuisce alla schizofrenia attraverso il suo ruolo nel mantenimento dell'omeostasi redox e nella regolazione dello stress ossidativo. Livelli ridotti di glutatione nel cervello sono stati associati ad una maggiore vulnerabilità allo stress ossidativo, che viene proposto come meccanismo alla base della schizofrenia. Lo squilibrio del metabolismo del glutatione può portare alla disregolazione del glutatione legato alle proteine, alterandone la funzione e causando danni associati ai fenotipi della schizofrenia. Inoltre, il glutatione è considerato il principale antiossidante nelle cellule cerebrali e la sua disregolazione è collegata alla fisiopatologia della schizofrenia. Gli studi hanno anche dimostrato che i livelli di glutatione e le attività degli enzimi del metabolismo del glutatione sono alterati nei pazienti con schizofrenia, sottolineando ulteriormente il ruolo della disregolazione del glutatione nella malattia. Nel complesso, le prove suggeriscono che la disregolazione del glutatione è strettamente coinvolta nella disregolazione redox associata alla schizofrenia e il suo ruolo nella fisiopatologia della malattia è un'area di ricerca attiva [1] [2] [3] [4] [5].

Indirizzi web degli articoli citati in precedenza

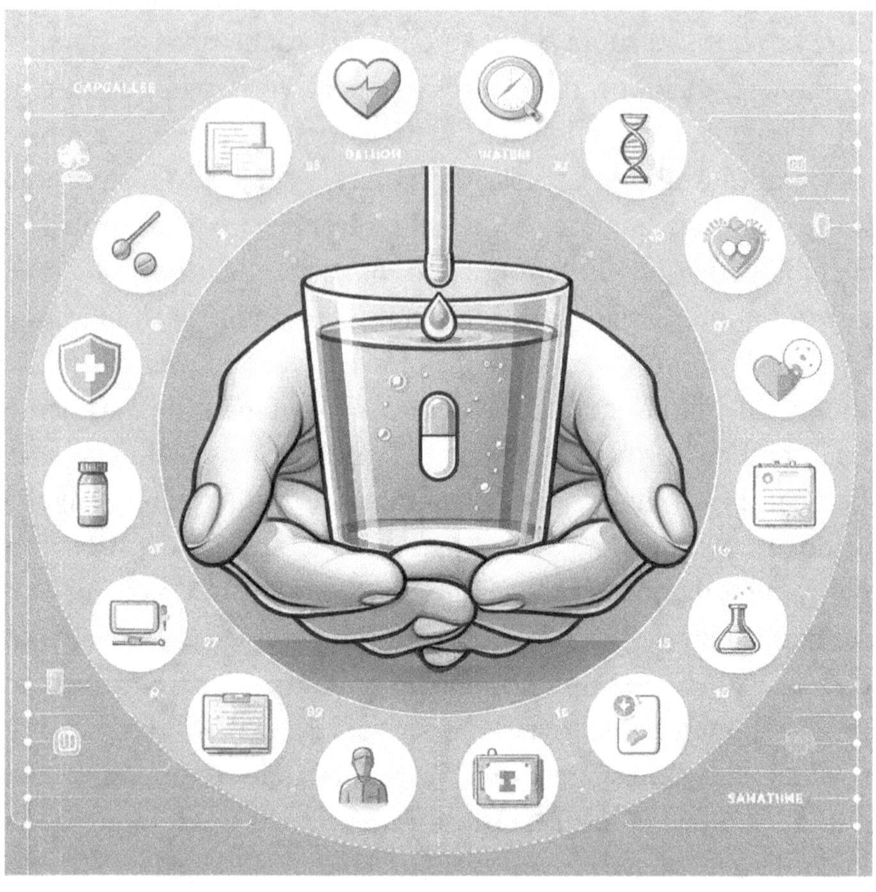

[1] https://www.mdpi.com/2075-4426/13/11/1526

[2] https://www.ncbi.nlm.nih.gov/pmc/articles/PMC8086698/

[3] https://journals.sagepub.com/doi/pdf/10.1177/0269881119845820

[4] https://www.ncbi.nlm.nih.gov/pmc/articles/PMC8615159/

[5] https://www.nature.com/articles/s41380-018-0104-7

Stress ossidativo nella schizofrenia

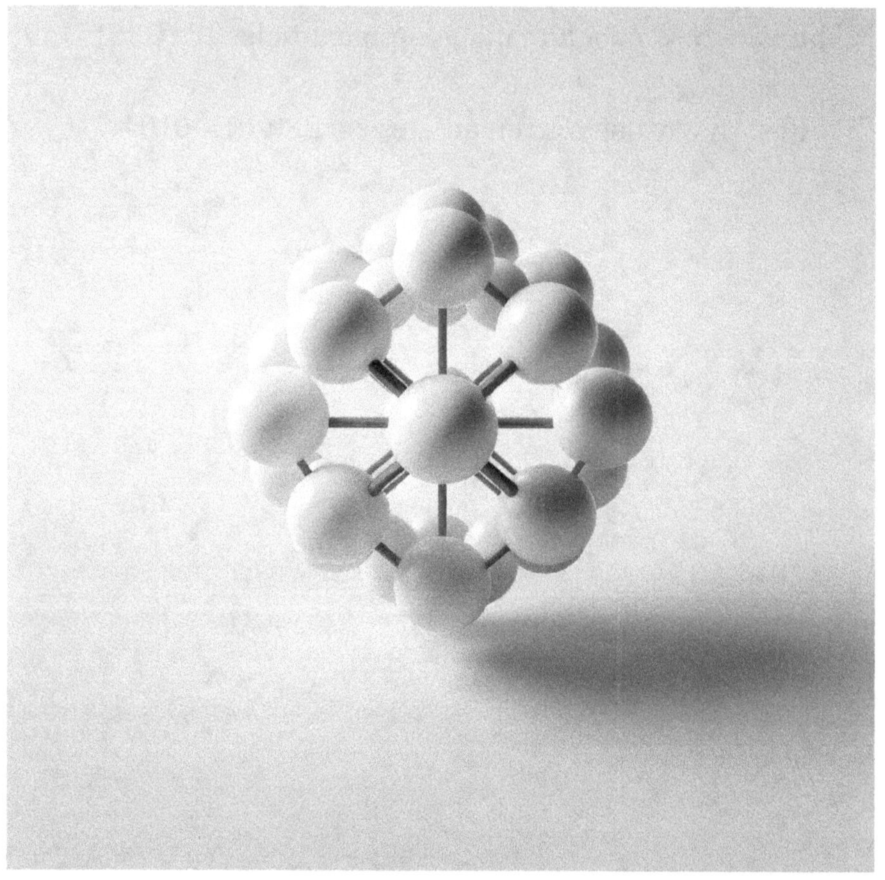

È stato suggerito che lo stress ossidativo contribuisca alla fisiopatologia della schizofrenia. In particolare, è noto che il danno ossidativo ai lipidi, alle proteine e al DNA, come osservato nella schizofrenia, compromette la vitalità e la funzione cellulare, il che potrebbe successivamente spiegare

Giuseppe Rotolo   Medicina Funzionale

il decorso del deterioramento della malattia. Livelli ridotti della molecola antiossidante glutatione (GSH) sono stati segnalati nei pazienti schizofrenici, sottolineando ulteriormente il ruolo dello stress ossidativo nella malattia. Lo squilibrio nell'equilibrio proossidante/antiossidante, che porta a potenziali danni, è un fattore chiave nella fisiopatologia della schizofrenia. Anche se lo stress ossidativo potrebbe non essere la causa principale della schizofrenia, si ritiene che svolga un ruolo significativo nel peggioramento del decorso e nello scarso esito della malattia. Gli esatti meccanismi molecolari dello stress ossidativo nella schizofrenia devono ancora essere completamente determinati, ma vi sono prove crescenti a sostegno del suo coinvolgimento nella patologia della malattia [1] [2] [3] [4] [5].

Indirizzi web degli articoli selezionati

[1]
https://www.sciencedirect.com/science/article/pii/S01497634
10001727

[2] https://www.ncbi.nlm.nih.gov/pmc/articles/PMC3131721/

[3] https://www.ncbi.nlm.nih.gov/pmc/articles/PMC3021756/

[4] www.frontiersin.org/articles/10.3389/fpsyt.2021.703452

[5]

https://bmcpsychiatry.biomedcentral.com/articles/10.1186/s1
2888-014-0268-x

Precisiamo ulteriormente che gli attuali trattamenti per lo stress ossidativo nella schizofrenia sono un'area di ricerca attiva. È stato suggerito che i farmaci antipsicotici, prescritti in tutte le fasi del disturbo, contribuiscono alla promozione dello stress ossidativo, in particolare gli antipsicotici classici. Tuttavia, è stato esplorato l'uso di antiossidanti come potenziale strategia terapeutica per affrontare lo stress ossidativo nella schizofrenia. Una revisione del 2016 ha identificato 22 studi clinici sui trattamenti antiossidanti nella schizofrenia, indicando un crescente interesse in quest'area. La risoluzione del coinvolgimento dello stress ossidativo nella patogenesi della schizofrenia è cruciale per la progettazione di approcci efficaci alla terapia antiossidante. Mentre la base di prove per terapie antiossidanti specifiche nella schizofrenia è ancora in evoluzione, le potenziali implicazioni terapeutiche dell'affrontare lo stress ossidativo nel contesto del disturbo vengono attivamente studiate [2] [4].

Altre fonti di informazioni utili e autorevoli

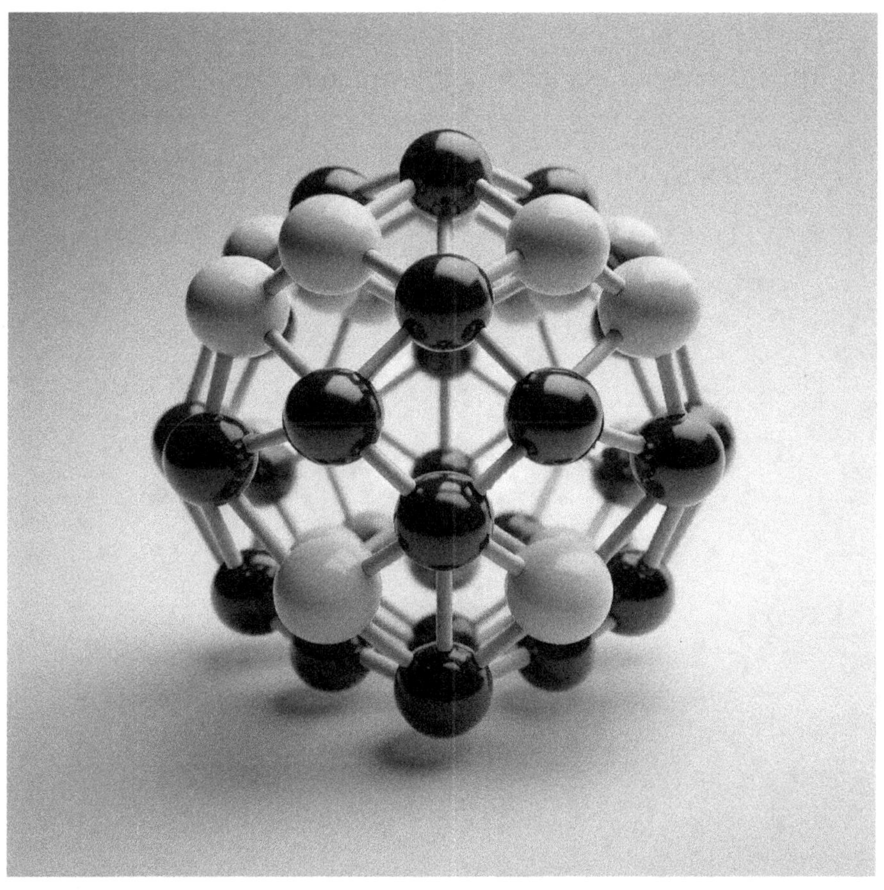

[1]
https://www.sciencedirect.com/science/article/pii/S01497634
10001727

[2] www.frontiersin.org/articles/10.3389/fpsyt.2021.703452

[3] https://www.ncbi.nlm.nih.gov/pmc/articles/PMC3021756/

[4] https://www.ncbi.nlm.nih.gov/pmc/articles/PMC3131721/

[5] https://academic.oup.com/ijnp/article/11/6/851/671366

Fertilità

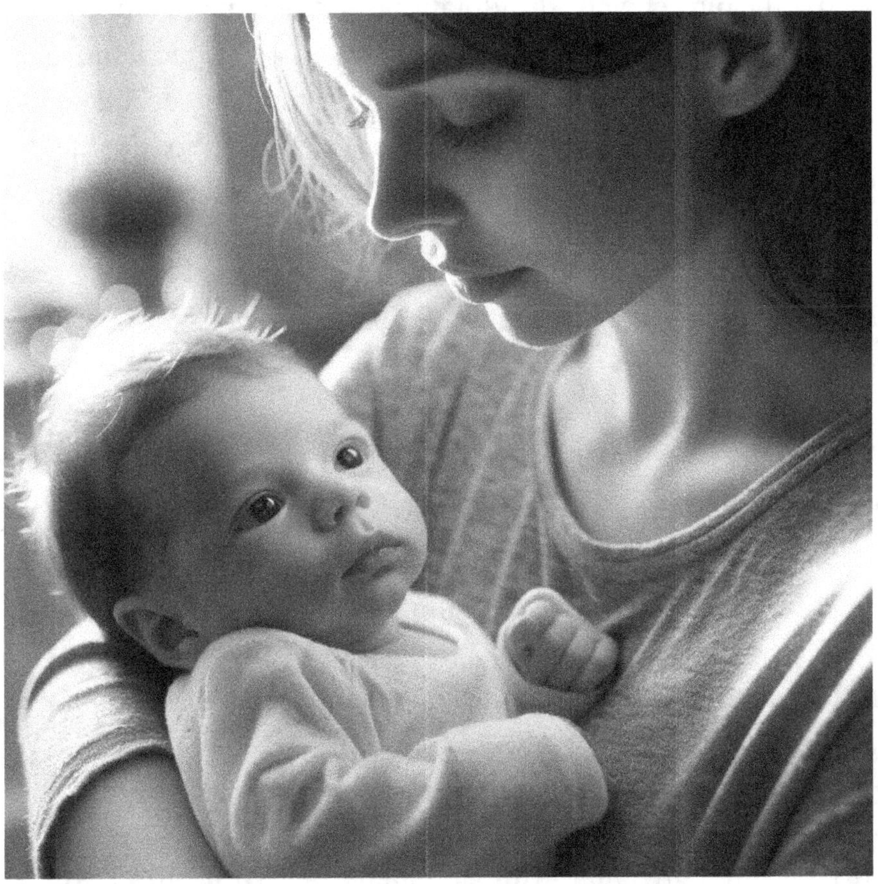

Il glutatione svolge un ruolo significativo nella fertilità sia degli uomini che delle donne. Negli uomini, la riduzione o la mancanza di alcune glutatione S-transferasi (GST) è stata associata all'infertilità. Il glutatione è essenziale per la salute degli spermatozoi, poiché protegge gli spermatozoi dallo stress ossidativo e aiuta a mantenere l'integrità del DNA spermatico. Nelle donne, il glutatione protegge gli ovuli dai danni causati dallo stress ossidativo durante la follicologenesi e livelli più elevati di glutatione intracellulare sono stati associati a ovociti più sani e a maggiori tassi di fecondazione. La carenza di glutatione è stata collegata all'invecchiamento precoce delle ovaie. Nel complesso, l'azione antiossidante del glutatione è fondamentale per preservare la salute dei gameti sia maschili che femminili, e i suoi livelli sono strettamente associati alla fertilità [1] [2] [3] [4] [5].

Indirizzi web per approfondire con gli articoli citati

[1] https://pubmed.ncbi.nlm.nih.gov/31807814/

[2] https://www.ncbi.nlm.nih.gov/pmc/articles/PMC5844662/

[3] https://imprylusa.com/nutrition/glutatione-and-fertility/

[4]   https://www.fertilityacupuncturistseattle.com/fertility-acupuncture/injection-therapy-for-fertility/some-simple-reasons-to-add-glutatione-injections-to-improve-fertility/

[5] https://www.mdpi.com/2075-1729/13/3/815

143

Obesità

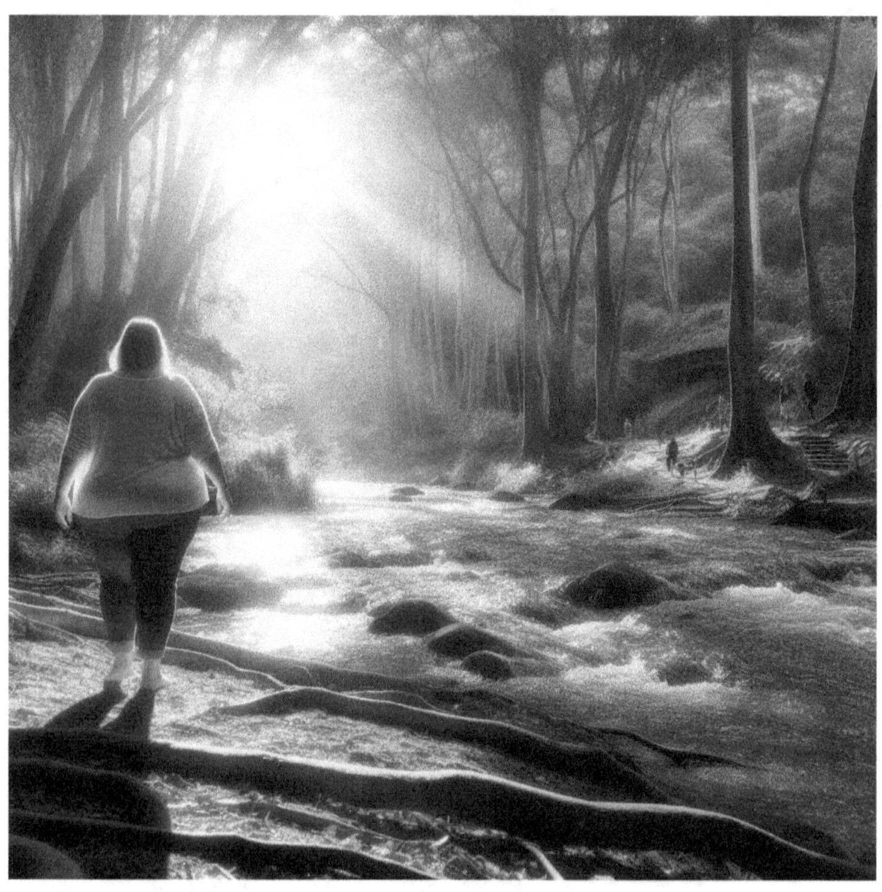

I risultati della ricerca forniscono approfondimenti sul rapporto tra glutatione e perdita di peso, nonché sul suo potenziale impatto sulla funzione mitocondriale e sul metabolismo. Ecco alcuni punti chiave dei risultati della ricerca:

1. Glutatione e disfunzione metabolica nell'obesità: Le ricerche suggeriscono che lo stress ossidativo è associato all'obesità e che il glutatione (GSH) svolge un ruolo significativo nel metabolismo energetico e nell'obesità. I processi dipendenti dal glutatione sono collegati agli eventi legati all'obesità, all'infiammazione insulinica e all'energia mitocondriale [1].

2. Funzione mitocondriale e glutatione: Uno studio indica una minore perdita di protoni mitocondriali e una diminuzione del redox del glutatione nelle cellule muscolari primarie di individui obesi resistenti alla dieta, evidenziando il potenziale legame tra funzione mitocondriale, glutatione e obesità [2].

3. Programma termogenico nelle cellule adipose: È stato dimostrato che la diminuzione del glutatione guida un programma termogenico nelle cellule adipose, che può avere implicazioni per il riarrangiamento metabolico nel tessuto adiposo bianco e nel tessuto adiposo bruno [3].

4. Glutatione e implicazioni per la salute: L'insufficienza di glutatione è stata associata a una serie di problemi di salute, tra cui anemia, acidosi metabolica, infezioni frequenti e condizioni neurologiche. Si raccomanda di aumentare i livelli di glutatione supplementare per affrontare le potenziali carenze [5].

I risultati della ricerca suggeriscono che il glutatione sembra possa svolgere svolgere un ruolo nel metabolismo energetico, nella funzione mitocondriale e nella fisiologia del tessuto adiposo, il che potrebbe avere implicazioni per la perdita di peso e la salute metabolica generale. Tuttavia, sebbene queste informazioni forniscano spunti preziosi, è importante notare che le risposte individuali all'integrazione di glutatione possono variare e che è consigliabile consultare un operatore sanitario prima di iniziare un nuovo regime di integrazione, soprattutto per le persone che desiderano incorporare il glutatione come parte di una strategia di perdita di peso o di miglioramento delle prestazioni.

Indirizzi web degli articoli citati

[1] https://academic.oup.com/nutritionreviews/article/73/12/858/1887160

[2] https://pubmed.ncbi.nlm.nih.gov/25148230/

[3] https://www.nature.com/articles/srep13091

[4]
https://www.sciencedirect.com/science/article/pii/S00223166
23026639

[5] www.amymyersmd.com/article/glutathione-insufficiency

Senescenza

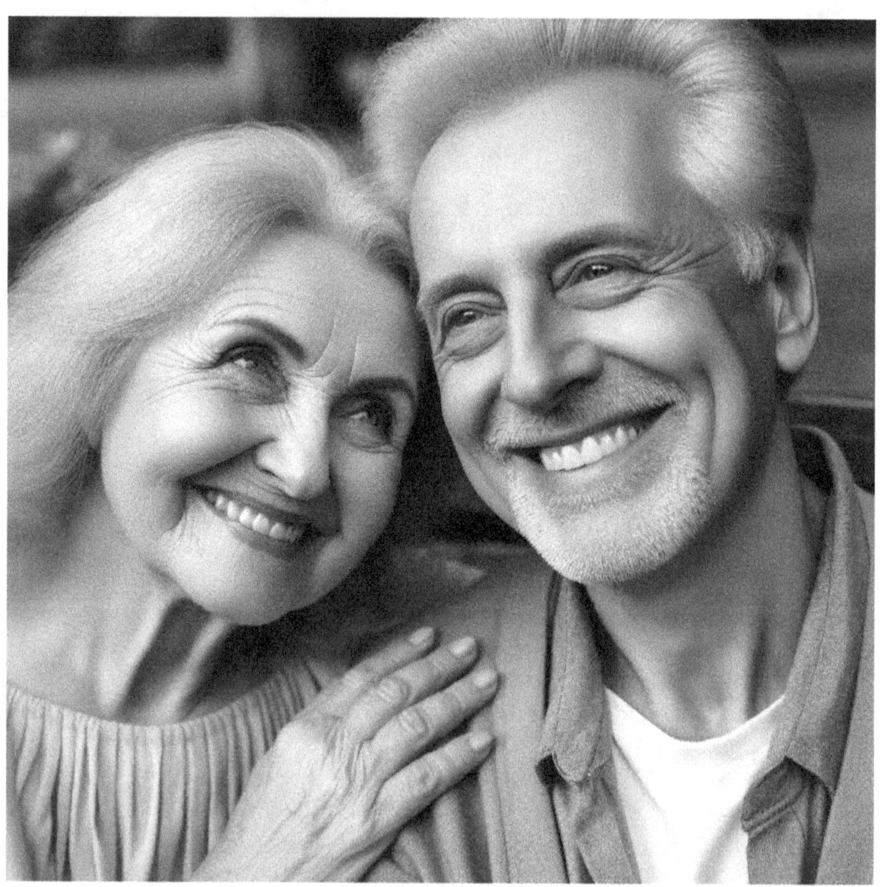

La ricerca indica che i livelli di glutatione (GSH) diminuiscono con l'età e questo calo è associato alla suscettibilità allo stress ossidativo legata all'età. Diversi studi hanno esplorato i potenziali benefici dell'integrazione di glutatione negli anziani, in particolare nel contesto della malnutrizione e delle condizioni di salute legate all'età. Ad esempio, è stato dimostrato che l'alimentazione con un sorso a basso dosaggio riduce l'ossidazione nei linfociti, portando a concentrazioni totali di GSH più elevate nei pazienti anziani malnutriti. Inoltre, sono stati condotti studi clinici per determinare l'efficacia dell'integrazione di glicina e N-acetilcisteina sullo stato redox del GSH e sul danno ossidativo negli anziani sani. Questi studi hanno mostrato risultati promettenti nel ripristinare lo stato di GSH e nel migliorare gli esiti della malattia negli individui anziani con condizioni come HIV, BPCO e resistenza all'insulina. Inoltre, la ricerca ha dimostrato che il declino dell'attività trascrizionale di Nrf2, un regolatore chiave della sintesi di GSH, contribuisce alla perdita della sintesi di GSH correlata all'età, che può essere reversibile con determinati interventi. Nel complesso, le prove suggeriscono che il mantenimento di livelli adeguati di GSH, in particolare nel contesto del declino legato all'età, potrebbe svolgere un ruolo significativo nel migliorare la salute generale degli individui anziani proteggendo il corpo dallo stress ossidativo e dalle malattie croniche legate all'età. Tuttavia, sono necessarie ulteriori ricerche e studi clinici per stabilire pienamente l'efficacia e la sicurezza dell'integrazione di GSH negli anziani.

Articoli scientifici da cui abbiamo tratto le informazioni

[1]
https://www.sciencedirect.com/science/article/pii/S2213231716301434

[2]
https://juniperpublishers.com/nfsij/NFSIJ.MS.ID.555833.php

[3] https://www.ncbi.nlm.nih.gov/pmc/articles/PMC9261343/

[4] https://www.pnas.org/doi/10.1073/pnas.0400282101

[5] https://www.ncbi.nlm.nih.gov/pmc/articles/PMC3099083/

Il glutatione (GSH) è un composto antiossidante vitale all'interno della cellula, con diverse importanti funzioni fisiologiche. Questi includono la protezione delle cellule dagli effetti distruttivi degli intermedi reattivi dell'ossigeno e dei radicali liberi, la disintossicazione da sostanze esterne come farmaci e inquinanti ambientali, il mantenimento della stabilità della membrana dei globuli rossi e il miglioramento della funzione immunologica attraverso i suoi effetti sui linfociti. Negli anziani, è stato riscontrato che i livelli di glutatione diminuiscono, il che è associato alla suscettibilità legata all'età allo stress ossidativo. Questo calo dei livelli di glutatione può contribuire allo sviluppo di malattie croniche associate all'età come l'artrite reumatoide, le malattie cardiache e il morbo di Alzheimer. Pertanto, il mantenimento di quantità adeguate di antiossidanti come il glutatione potrebbe svolgere un ruolo significativo nel migliorare la salute generale degli individui anziani proteggendo il corpo dallo stress ossidativo e dalle malattie croniche legate all'età. La ricerca ha anche mostrato che l'integrazione del glutatione, in particolare nel contesto della malnutrizione e delle condizioni di salute legate all'età, può aiutare a migliorare gli esiti della malattia negli anziani. Inoltre, studi clinici hanno dimostrato la potenziale efficacia dell'integrazione di glicina e N-acetilcisteina nel ripristinare lo stato del glutatione e nel ridurre il danno ossidativo negli anziani sani. Nel complesso, il ruolo del glutatione nel mantenimento dell'equilibrio redox e il suo declino con l'età sono considerazioni importanti nel contesto dell'invecchiamento e delle condizioni di salute legate all'età. Pertanto, sono necessarie ulteriori ricerche e studi clinici per stabilire pienamente l'efficacia e la sicurezza dell'integrazione di glutatione negli anziani.

Fonti scientifiche

[1] https://www.ncbi.nlm.nih.gov/pmc/articles/PMC3099083/

[2] https://www.ncbi.nlm.nih.gov/pmc/articles/PMC3035775/

[3] https://www.sciencedirect.com/science/article/pii/S22132317 16301434

[4] https://www.ncbi.nlm.nih.gov/pmc/articles/PMC9261343/

[5] https://www.mdpi.com/1420-3049/27/1/324

Bassi livelli di glutatione sono stati associati a diverse malattie comuni legate all'età. Alcune di queste malattie includono:

1. Cancro: il glutatione è coinvolto nella regolazione della differenziazione, proliferazione e apoptosi cellulare e la sua disregolazione è stata implicata nell'eziologia e/o nella progressione del cancro [2] [5].

2. Malattie cardiovascolari: la ricerca ha dimostrato che il mantenimento del glutatione mitiga la suscettibilità correlata all'età agli agenti del ciclo redox, indicando il suo potenziale ruolo nella protezione dallo stress ossidativo associato alle malattie cardiovascolari [3].

3. Problemi dell'udito: bassi livelli di glutatione sono stati associati a problemi dell'udito, che è una condizione cronica comune legata all'età [2].

4. Malattie autoimmuni: bassi livelli di glutatione sono associati a molte malattie autoimmuni, che sono più diffuse negli anziani [2].

5. Malattie neurodegenerative: la disregolazione del glutatione è stata implicata nelle malattie legate all'invecchiamento, comprese le malattie neurodegenerative come il morbo di Alzheimer [2].

6. Multimorbilità: uno studio ha trovato un'associazione tra bassi livelli di glutatione e lo sviluppo di multimorbilità negli anziani, indicando il suo potenziale ruolo nel processo di invecchiamento e la presenza di molteplici condizioni croniche [4].

Questi risultati evidenziano l'importanza del glutatione nel contesto dell'invecchiamento e delle malattie legate all'età, e sono in corso ulteriori ricerche per comprenderne le potenziali implicazioni e applicazioni nella gestione di queste condizioni.

Fonti scientifiche

[1] https://www.sciencedirect.com/science/article/abs/pii/053155659290015R

[2] https://www.ncbi.nlm.nih.gov/pmc/articles/PMC2756154/

[3] https://www.sciencedirect.com/science/article/pii/S2213231716301434

[4] https://academic.oup.com/biomedgerontology/article/75/6/1089/5479550

[5] https://link.springer.com/article/10.1007/BF02434082

Senescenza sessuale e glutatione

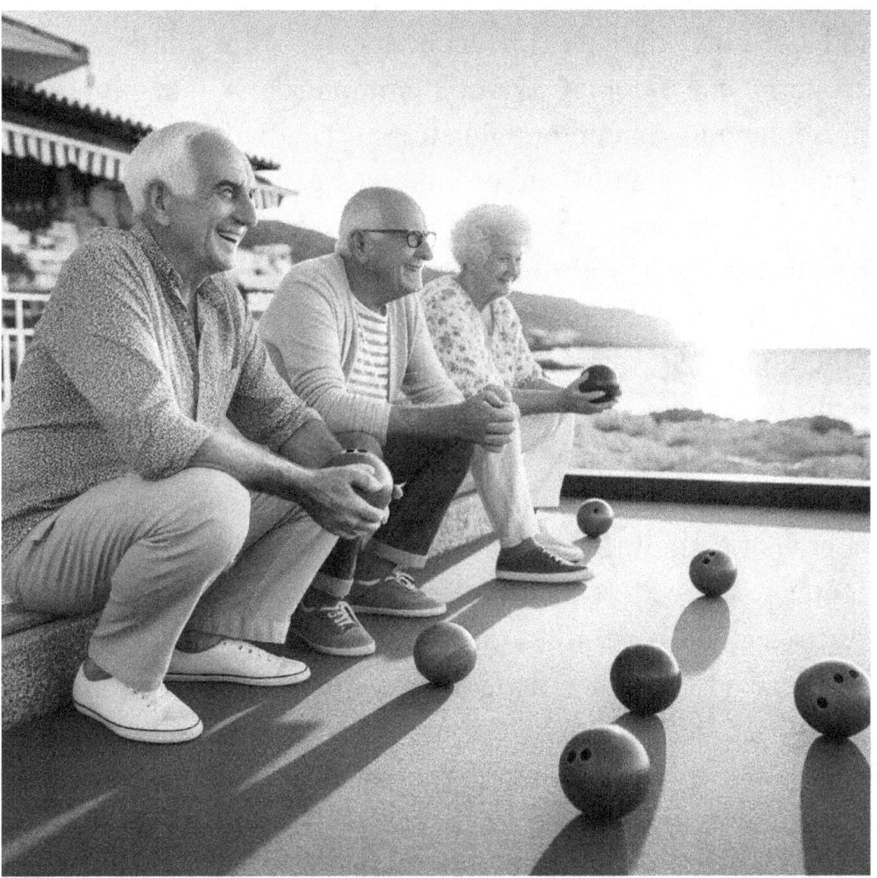

La relazione tra sessualità, invecchiamento delle prestazioni sessuali e glutatione coinvolge l'interazione tra stato ossidativo, radicali liberi, infiammazione e ormoni sessuali. Il glutatione svolge un ruolo essenziale in numerosi processi cellulari, tra cui le difese antiossidanti, la regolazione della funzione proteica, la localizzazione e stabilità delle proteine e la sintesi del DNA. Diversi studi hanno riportato dimorfismo sessuale nel metabolismo del glutatione e risposte glutatione-dipendenti, indicando differenze di genere nell'omeostasi dei radicali liberi durante l'invecchiamento. Ad esempio, è stato scoperto che i topi C57BL6 femmine dalla vita più breve presentano un aumento dello stress ossidativo, suggerendo un potenziale legame tra dimorfismo sessuale, invecchiamento e stress ossidativo. Inoltre, la ricerca ha dimostrato che gli ormoni sessuali contribuiscono alle differenze sessuali nel metabolismo del glutatione e nella segnalazione redox. Il glutatione è stato implicato nella fisiopatologia dell'invecchiamento e delle malattie associate all'età, con il glutatione ridotto che diminuisce nelle cellule di animali anziani, mentre il glutatione ossidato tende ad essere aumentato. Inoltre, è stato dimostrato che il glutatione protegge le cellule dagli effetti distruttivi degli intermedi reattivi dell'ossigeno e dei radicali liberi, disintossica le sostanze esterne, mantiene la stabilità della membrana dei globuli rossi e migliora la funzione immunologica. Il coinvolgimento del glutatione nell'invecchiamento e nelle malattie ad esso associate, come il cancro, il diabete, l'aterosclerosi e il morbo di Alzheimer, sottolinea la sua importanza nel contesto del dimorfismo sessuale, dell'invecchiamento e delle prestazioni sessuali. Pertanto, l'interazione tra glutatione, stress ossidativo e ormoni sessuali è un'area di ricerca attiva e sono necessari ulteriori studi per chiarire completamente i meccanismi e le potenziali implicazioni del glutatione nel contesto della sessualità e dell'invecchiamento delle prestazioni sessuali.

Fonti scientifiche citate in precedenza

[1]
https://www.sciencedirect.com/science/article/pii/S22132317
19311942

[2] https://www.ncbi.nlm.nih.gov/pmc/articles/PMC7212491/

[3] https://link.springer.com/article/10.1007/BF02434082

[4] https://www.ncbi.nlm.nih.gov/pmc/articles/PMC3099083/

[5] https://www.ncbi.nlm.nih.gov/pmc/articles/PMC7212492/

Stress ossidativo e sessualità

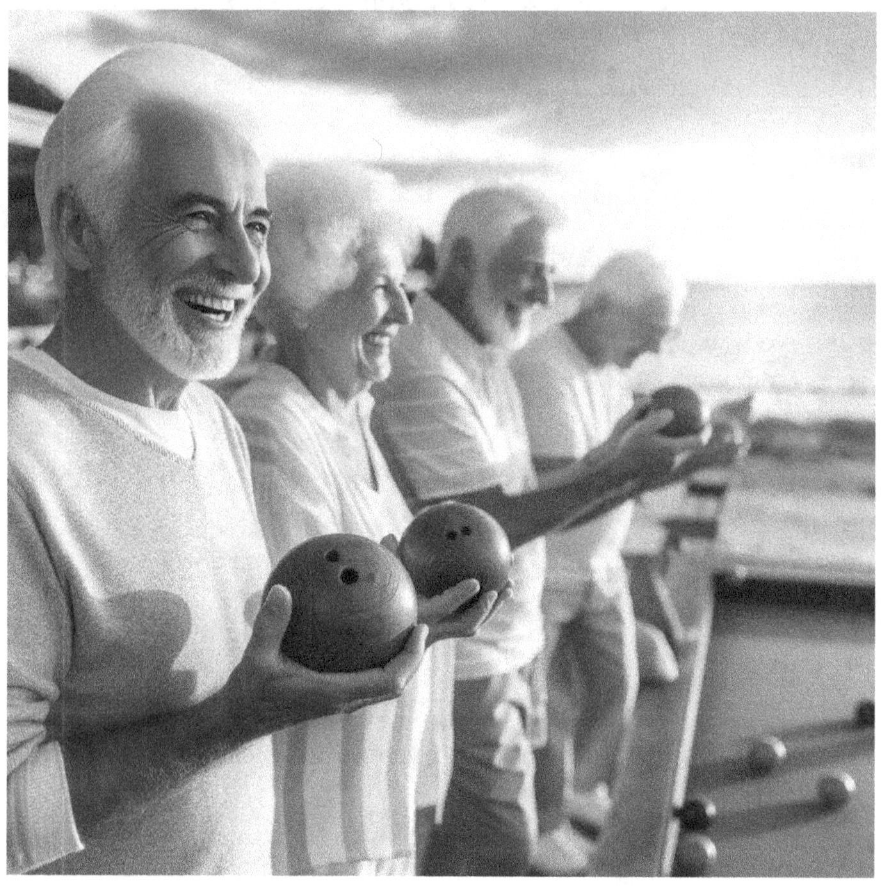

Lo stress ossidativo può avere un impatto significativo sulle prestazioni sessuali sia negli uomini che nelle donne. È stato collegato alla disfunzione sessuale, inclusa la disfunzione erettile negli uomini e vari problemi di salute sessuale nelle donne. Lo stress ossidativo può danneggiare i vasi sanguigni, compromettere la funzione endoteliale e ridurre il flusso sanguigno ai genitali, contribuendo alla disfunzione erettile e

Giuseppe Rotolo   Medicina Funzionale

ad altre disfunzioni sessuali. Inoltre, lo stress ossidativo è associato a malattie neurodegenerative, malattie cardiovascolari e infertilità, che possono avere un impatto diretto sulla salute sessuale.

Sono state osservate anche differenze di genere nello stress ossidativo, con i maschi che mostrano una maggiore produzione di specie reattive dell'ossigeno (ROS) e meccanismi antiossidanti meno efficienti rispetto alle femmine. È stato scoperto che i topi femmine dalla vita più breve hanno un aumento dello stress ossidativo, indicando potenziali differenze di genere nell'omeostasi dei radicali liberi durante l'invecchiamento. Inoltre, si ritiene che gli estrogeni, che sono più diffusi nelle donne, abbiano proprietà antiossidanti, contribuendo potenzialmente alla minore suscettibilità allo stress ossidativo osservata nelle donne.

In sintesi, lo stress ossidativo può avere un effetto dannoso sulle prestazioni sessuali sia negli uomini che nelle donne, contribuendo alla disfunzione sessuale, all'infertilità e a varie condizioni di salute legate all'età. Le differenze di genere nello stress ossidativo e il suo impatto sulla salute sessuale sottolineano l'importanza di considerare fattori specifici del sesso nel comprendere e affrontare gli effetti dello stress ossidativo sulle prestazioni sessuali.

Fonti scientifiche citate

[1] https://www.bensnaturalhealth.com/blog/sessuale-salute/ossidativo-stress-and-sessuale-disfunzione/

[2] https://www.h-h-c.com/the-impact-of-oxidative-stress-on-the-sessuale-salute-of-men-and-women/

[3] https://www.ncbi.nlm.nih.gov/pmc/articles/PMC5387169/

[4] https://www.sciencedirect.com/science/article/pii/S0047637423000234

[5] https://www.sciencedirect.com/science/article/pii/S2213231719311942

Disfunzione erettile

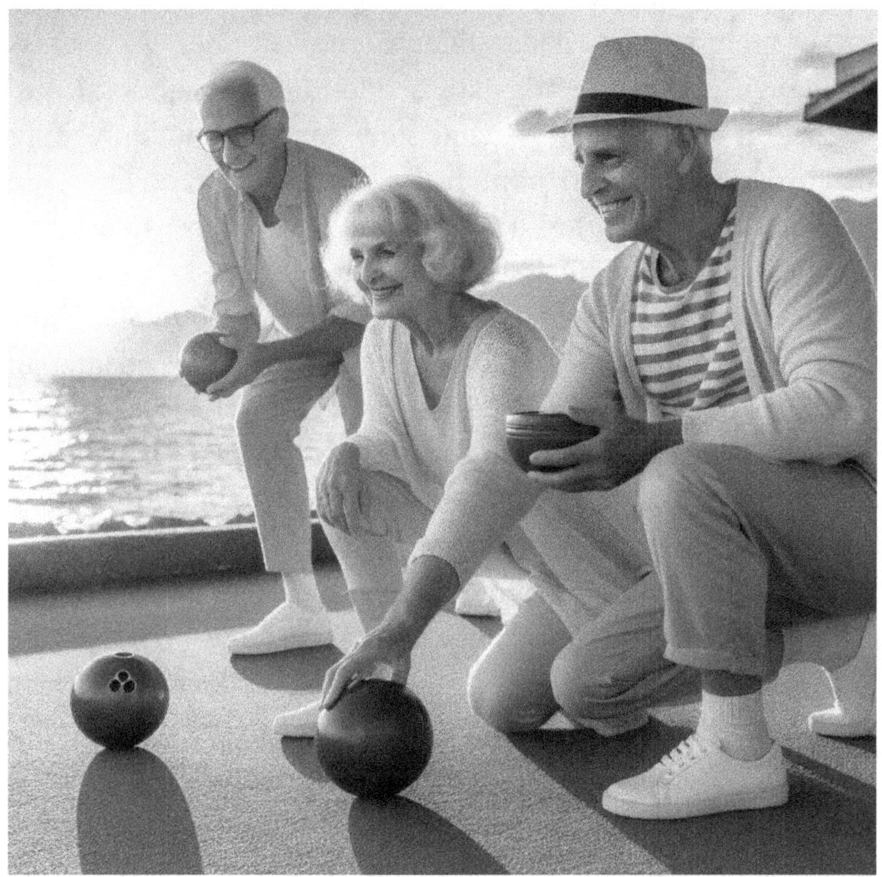

L'impatto dello stress ossidativo sulla disfunzione sessuale è stato oggetto di ricerca, in particolare nel contesto della disfunzione erettile (DE) negli uomini. Lo stress ossidativo può danneggiare i vasi sanguigni, compromettere la funzione endoteliale e ridurre il flusso sanguigno ai genitali, contribuendo alla disfunzione erettile (ED). Gli studi hanno dimostrato che lo stress ossidativo gioca un ruolo importante nel far progredire la disfunzione erettile (ED). È stato mostrato che lo stress ossidativo gioca un ruolo importante nella progressione della disfunzione erettile. Lo stress ossidativo può essere alleviato o ridotto da non antiossidanti ed enzimi antiossidanti. Alcuni studi sono stati intrapresi per determinare se questi composti potrebbero avere un ruolo nell'incidenza dell'infertilità, soprattutto dopo un uso a lungo termine. Pertanto, diversi lavori clinici mirano a studiare l'effetto di alcune molecole che sembrano coinvolte nella patogenesi attraverso l'attività degli enzimi antiossidanti, sui livelli di radicali liberi e sull'espressione proteica di diversi citocromi P450. Inoltre, nel trattamento della disfunzione erettile sono stati utilizzati farmaci inibitori della fosfodiesterasi di tipo 5 (PDE5i), come il sildenafil (Viagra®). Questi farmaci sono stati associati ad alterazioni nell'attività degli enzimi antiossidanti, allo stress ossidativo e all'espressione di diverse proteine del citocromo P450. L'impatto di questi farmaci sullo stress ossidativo e sugli enzimi antiossidanti è un'area di ricerca attiva. Tuttavia, è importante notare che i trattamenti medici specifici per la disfunzione sessuale causata dallo stress ossidativo sono ancora in fase di studio e sono necessarie ulteriori ricerche per comprendere appieno i meccanismi e i potenziali interventi in questo contesto.

Fonti scientifiche per approfondire

[1] https://www.bensnaturalhealth.com/blog/sessuale-salute/ossidativo-stress-and-sessuale-disfunzione/

[2] https://www.h-h-c.com/the-impact-of-oxidative-stress-on-the-sessuale-salute-of-men-and-women/

[3] https://www.sciencedirect.com/science/article/pii/S2214750015300111

[4] https://journals.plos.org/plosone/article?id=10.1371%2Fjournal.pone.0241509

[5] https://journals.sagepub.com/doi/pdf/10.1177/039463200802100412

Rapporto glutatione dieta dimagrante

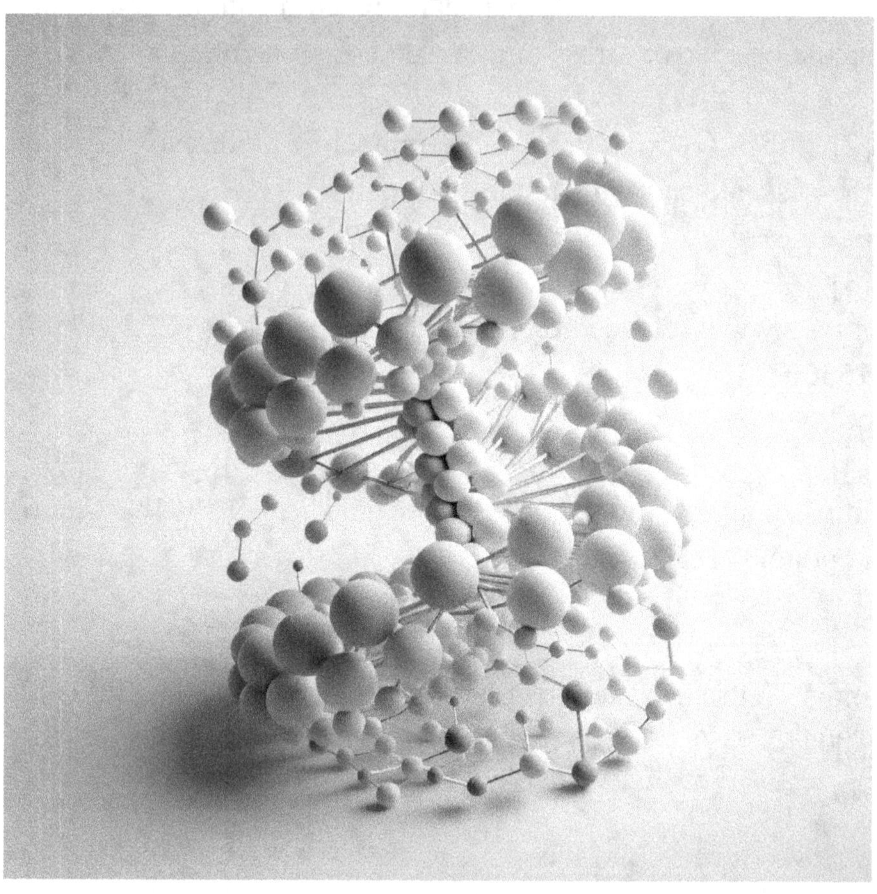

La ricerca suggerisce che i livelli di glutatione (GSH) possono diminuire nell'obesità e la somministrazione di glutatione può avere benefici legati alla perdita di peso e alla funzione metabolica.

Giuseppe Rotolo   Medicina Funzionale

1. Deplezione di glutatione e obesità: uno studio ha dimostrato che la deplezione farmacologica di glutatione nei topi previene l'obesità indotta dalla dieta e migliora la sensibilità all'insulina [1].

2. Iniezioni di glutatione e perdita di peso: si consiglia di iniezioni di glutatione per aiutare nella perdita di peso spostando il corpo dalla produzione di grasso allo sviluppo muscolare, migliorando il metabolismo e favorendo la combustione delle cellule di grasso. Inoltre, è stato riportato che il glutatione aiuta il fegato a rimuovere le tossine, il che può contribuire alla perdita di peso [2].

3. Disfunzione metabolica nell'obesità: il glutatione, essendo uno degli antiossidanti più abbondanti nel corpo, svolge un ruolo duplice e apparentemente contraddittorio nello sviluppo dell'obesità e delle sue comorbidità. L'esaurimento del glutatione aumenta il metabolismo energetico e riduce l'accumulo adiposo, mentre l'aumento dell'attività della glutatione perossidasi induce resistenza all'insulina [3].

4. Alimentazione con sorso a basse dosi e glutatione: è stato dimostrato che l'alimentazione con sorso a basse dosi riduce l'ossidazione nei linfociti, portando a concentrazioni di glutatione totale più elevate nei pazienti anziani con malnutrizione [4].

5. Livelli di GSH e perdita di peso nella sindrome metabolica e nell'obesità: la ricerca suggerisce che i livelli di GSH influiscono sulla perdita di peso negli individui con sindrome metabolica e obesità in seguito a terapia dietetica. Comprendere i livelli di GSH può aiutare a sviluppare una migliore progettazione di un piano dietetico personalizzato per la perdita di peso[5].

In sintesi, la ricerca indica che il glutatione può svolgere un ruolo nell'obesità e nella perdita di peso e la sua somministrazione può avere potenziali benefici nell'affrontare la disfunzione metabolica e nel sostenere la perdita di peso. Tuttavia, sono necessarie ulteriori ricerche per comprendere appieno i meccanismi e l'efficacia dell'integrazione di glutatione nel contesto dell'obesità.

Fonti scientifiche per approfondire

[1]
https://onlinelibrary.wiley.com/doi/full/10.1038/oby.2011.298

[2] https://brandonmedicalcenter.com/do-glutatione-injections-help-with-weight-loss-an-overview/
[3]
https://academic.oup.com/nutritionreviews/article/73/12/858/1887160

[4]
https://juniperpublishers.com/nfsij/NFSIJ.MS.ID.555833.php

[5] https://pubmed.ncbi.nlm.nih.gov/30116319/

Prestazioni atletiche

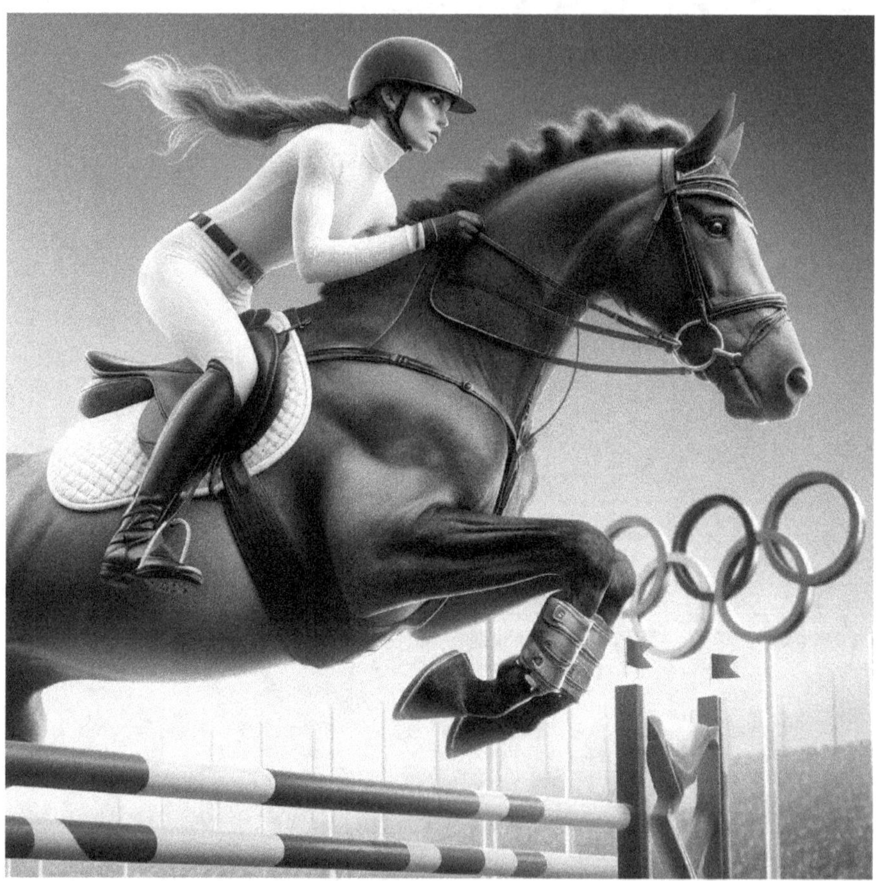

Il glutatione è sempre più riconosciuto per i suoi potenziali benefici nel migliorare le prestazioni atletiche e nel favorire il recupero post-esercizio. I risultati della ricerca evidenziano diversi punti chiave sul ruolo del glutatione nel contesto dell'attività fisica:

Giuseppe Rotolo   Medicina Funzionale

1. Stress ossidativo e affaticamento muscolare: L'integrazione di glutatione è suggerita per combattere lo stress ossidativo, ridurre l'affaticamento muscolare e favorire il recupero post-esercizio, in particolare dopo un'attività fisica intensa o prolungata [1] [2].

2. Produzione di energia e resistenza: Il glutatione è fondamentale per mantenere la produzione di ATP, la principale fonte di energia dell'organismo. Livelli più elevati di glutatione sono stati associati a un aumento della forza e della resistenza e a un miglioramento del metabolismo energetico, il che può essere vantaggioso per gli atleti [2] [3].

3. Funzione immunitaria: Il glutatione è essenziale per sostenere un sistema immunitario sano ed efficiente, fondamentale per le prestazioni atletiche. Può contribuire a ridurre la vulnerabilità alle infezioni e alle malattie, che sono comuni tra gli atleti a causa dell'intenso esercizio fisico e dell'allenamento [3].

4. Prestazioni muscolari e recupero: Il ruolo del glutatione nel neutralizzare le specie reattive dell'ossigeno (ROS) e nel proteggere le cellule muscolari dai danni ossidativi può contribuire a ridurre l'affaticamento muscolare, a migliorare le prestazioni muscolari e a migliorare il recupero dopo l'esercizio [4].

5. Produzione di ATP e funzione mitocondriale: Il glutatione svolge un ruolo fondamentale nel mantenere la produzione di ATP e nel sostenere la funzione mitocondriale, elementi essenziali per il metabolismo energetico e la resistenza durante l'attività fisica [5].

Nel complesso, le informazioni ricavate dai risultati della ricerca suggeriscono che l'integrazione di glutatione può offrire potenziali benefici agli atleti, tra cui una migliore produzione di energia, una maggiore resistenza, una riduzione dell'affaticamento muscolare e un sostegno al recupero post-esercizio. Tuttavia, è importante notare che le risposte individuali all'integrazione possono variare e che è consigliabile consultare un operatore sanitario o uno specialista di nutrizione sportiva prima di iniziare un nuovo regime di integrazione.

Fonti scientifiche

[1]   https://coloradoivtherapy.com/glutathione-popular-supplement-for-athletes/

[2]   https://www.healwellnutrition.com/does-glutathione-enhance-sports-performance/

[3]   https://rockymountainivmedics.com/glutathione-benefits-for-athletes/

[4]   https://www.amymyersmd.com/article/glutathione-benefits-for-athletes

[5]   https://zmedskin.com/blogs/blog/glutathione-iq-benefits-for-athletic-performance-and-recovery

Dosaggi

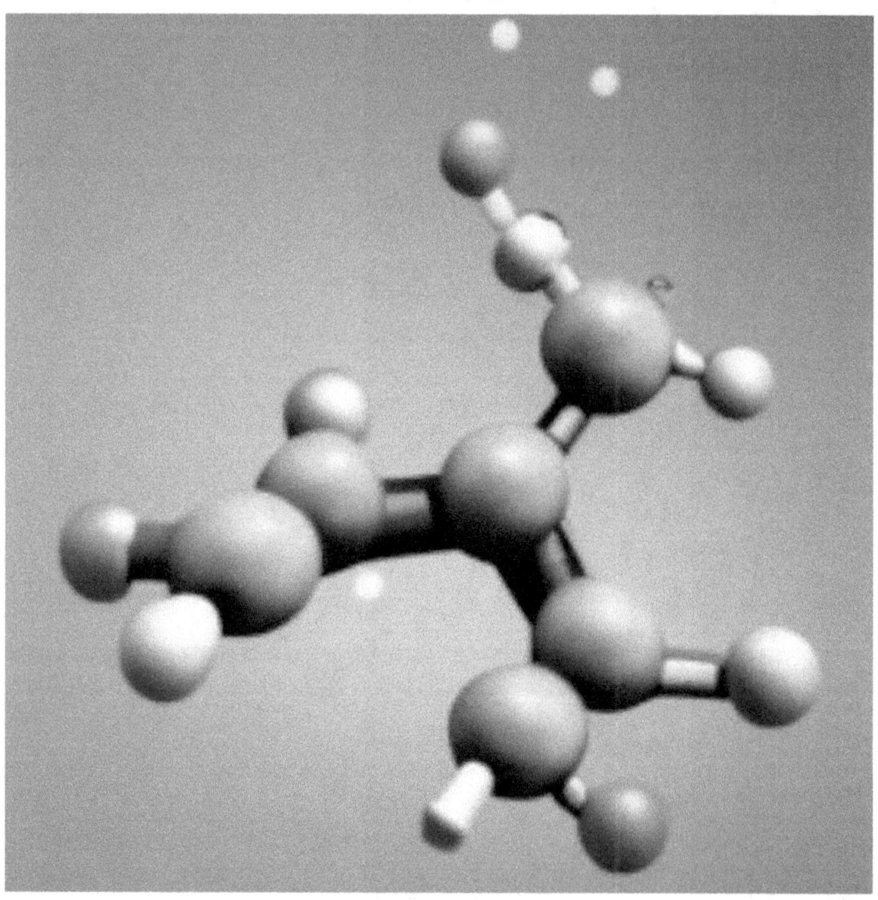

I risultati della ricerca forniscono una serie di prospettive sull'integrazione del glutatione per gli atleti, evidenziando i suoi potenziali benefici per migliorare le prestazioni sportive e favorire il recupero post-esercizio. Tuttavia, il dosaggio specifico raccomandato di glutatione per gli atleti non è chiaramente delineato nelle fonti fornite. Le informazioni suggeriscono che l'integrazione di glutatione può offrire diversi benefici, tra cui alleviare i dolori muscolari e articolari, riparare le lesioni, regolare l'infiammazione, promuovere la sintesi proteica e la crescita muscolare, ridurre il rischio di malattie o infezioni, prevenire l'affaticamento muscolare, aumentare l'energia e migliorare la funzione cardiovascolare e lo sforzo fisico.

Sebbene i risultati della ricerca offrano indicazioni preziose sui potenziali vantaggi del glutatione per gli atleti, è importante notare che il dosaggio ottimale di glutatione per le prestazioni atletiche può variare in base allo stato di salute individuale, ai regimi di allenamento specifici e ad altri fattori. Pertanto, è consigliabile che gli atleti consultino un operatore sanitario o uno specialista in nutrizione sportiva per determinare il dosaggio più appropriato ed efficace di integrazione di glutatione in base alle loro esigenze e circostanze specifiche.

Fonti scientifiche

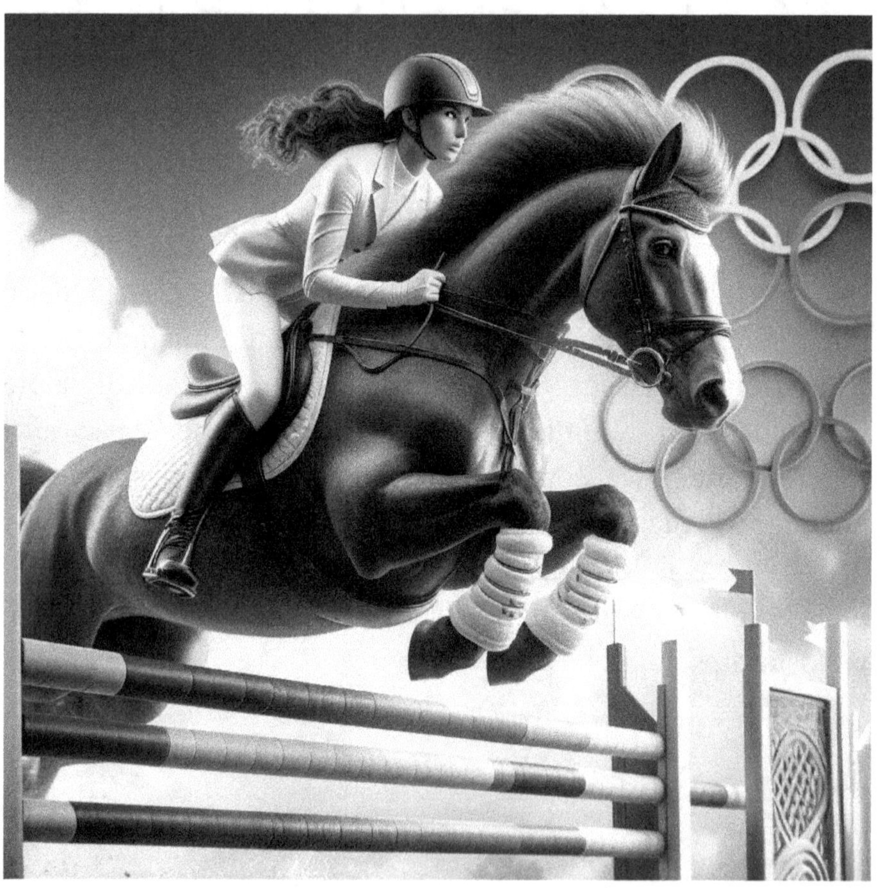

[1]   https://www.amymyersmd.com/article/glutathione-benefits-for-athletes
[2]   https://coloradoivtherapy.com/glutathione-popular-supplement-for-athletes/

[3] https://www.performancelab.com/blogs/immune/glutathione-dosage-per-day

[4]   https://www.healwellnutrition.com/does-glutathione-enhance-sports-performance/

[5]   https://www.prevention.com/food-nutrition/a40244492/glutathione-benefits/

Review della rivista Frontiers

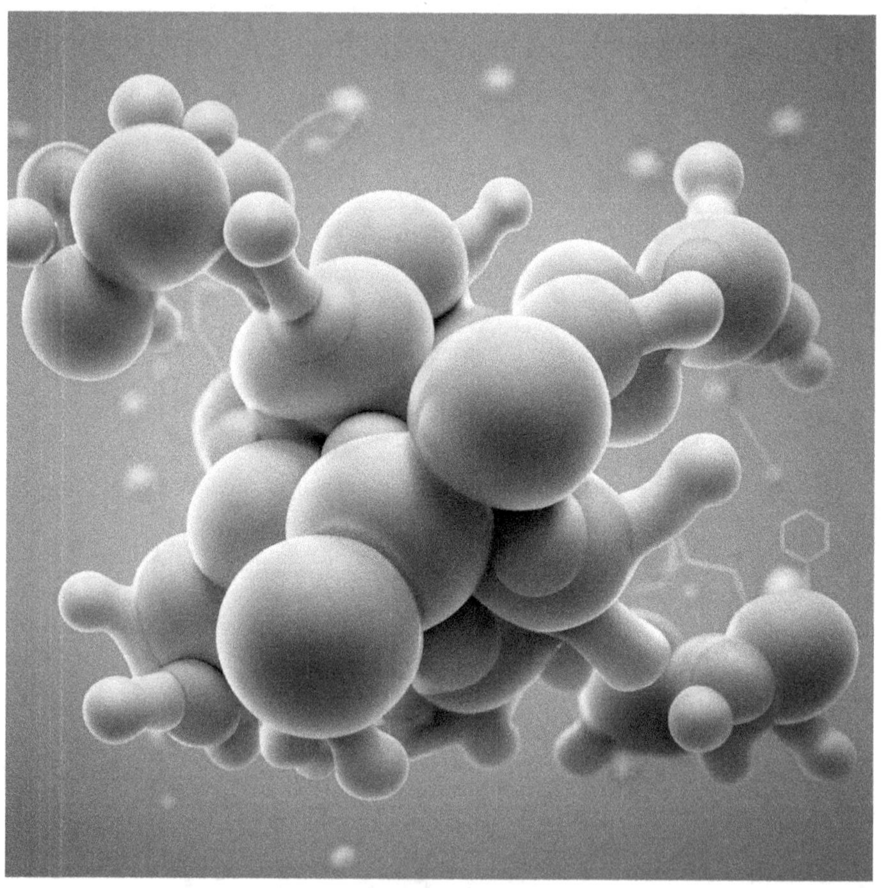

www.frontiersin.org/articles/10.3389/fmed.2023.1124275/full

Giuseppe Rotolo   Medicina Funzionale

Link breve: www.bit.ly/-g-1

Data pubblicazione marzo 2023

Titolo dell'articolo: "Glutatione: aspetti farmacologici e implicazioni per l'uso clinico nella malattia del fegato grasso non alcolica - Glutathione: Pharmacological aspects and implications for clinical use in non-alcoholic fatty liver disease".

Il glutatione: Un potente antiossidante e la sua rilevanza clinica nella steatosi epatica non alcolica

Il glutatione, un tripeptide composto da glutammina, cisteina e glicina, è un potente antiossidante presente naturalmente nelle cellule del nostro organismo. Esercita un ruolo cruciale nella protezione cellulare dai danni causati dai radicali liberi, molecole instabili che possono danneggiare le cellule, il DNA e altre strutture cellulari. Il glutatione svolge inoltre un ruolo chiave nella detossificazione di sostanze nocive, contribuendo all'eliminazione di agenti esterni e metaboliti tossici.

La steatosi epatica non alcolica (NAFLD), nota anche come fegato grasso non alcolico, è una condizione caratterizzata da un accumulo anomalo di grasso nel fegato. Questa condizione, che colpisce circa il 30% degli adulti negli Stati Uniti, è spesso associata a fattori di rischio come l'obesità, il diabete e l'ipertensione. La NAFLD può progredire verso forme più gravi di malattie del fegato, tra cui la cirrosi e il cancro del fegato.

Negli ultimi anni, la ricerca ha evidenziato il ruolo cruciale del glutatione nella patogenesi della NAFLD. Studi hanno dimostrato che i livelli di glutatione sono ridotti nel fegato dei pazienti con NAFLD. Questa diminuzione della concentrazione di glutatione rende le cellule epatiche più vulnerabili ai danni da radicali liberi e ai metaboliti tossici. Inoltre, i pazienti con NAFLD presentano un'alterata capacità di detossificare le sostanze nocive, contribuendo all'accumulo di tossine nel fegato.

Di conseguenza, il glutatione è stato proposto come potenziale terapia per la NAFLD. Diversi studi clinici hanno dimostrato che il glutatione può migliorare la funzione epatica e ridurre il rischio di progressione della malattia. Ad esempio, uno studio ha mostrato che la somministrazione orale di glutatione ha migliorato i livelli di glutatione nel fegato e ha ridotto l'infiammazione nei pazienti con NAFLD.

Ulteriori studi clinici sono necessari per confermare l'efficacia del glutatione nel trattamento della NAFLD e per determinare la dose ottimale e la via di somministrazione più efficace. Tuttavia, i risultati promettenti degli studi condotti finora suggeriscono che il glutatione potrebbe rappresentare una nuova strategia terapeutica per questa condizione.

Esemplificazioni:

Protezione dai radicali liberi: Il glutatione può neutralizzare i radicali liberi, impedendo loro di danneggiare le cellule epatiche e contribuendo a prevenire l'accumulo di grasso nel fegato.

Detossificazione: Il glutatione aiuta il fegato a eliminare le sostanze nocive, tra cui i prodotti di scarto del metabolismo cellulare e le sostanze chimiche esterne. L'accumulo di queste sostanze può contribuire all'infiammazione e all'aggravamento della NAFLD.

Modulazione dell'infiammazione: Il glutatione può modulare l'infiammazione, riducendo la produzione di citochine infiammatorie, molecole che contribuiscono ai danni cellulari e alla progressione della NAFLD.

Conclusioni:

Il glutatione, un potente antiossidante naturale, svolge un ruolo cruciale nella protezione delle cellule epatiche dai danni causati dai radicali liberi e nella detossificazione di sostanze nocive. La sua ridotta concentrazione nel fegato dei pazienti con NAFLD li rende più vulnerabili ai danni cellulari e alla progressione della malattia. Studi clinici hanno dimostrato che il glutatione può migliorare la funzione epatica e ridurre il rischio di progressione della NAFLD. Ulteriori studi sono necessari per confermare l'efficacia del glutatione e per determinarne la dose ottimale e la via di somministrazione più efficace. Tuttavia, i risultati promettenti suggeriscono che il glutatione potrebbe rappresentare una nuova strategia terapeutica per la NAFLD.

Conclusione del settimo volume

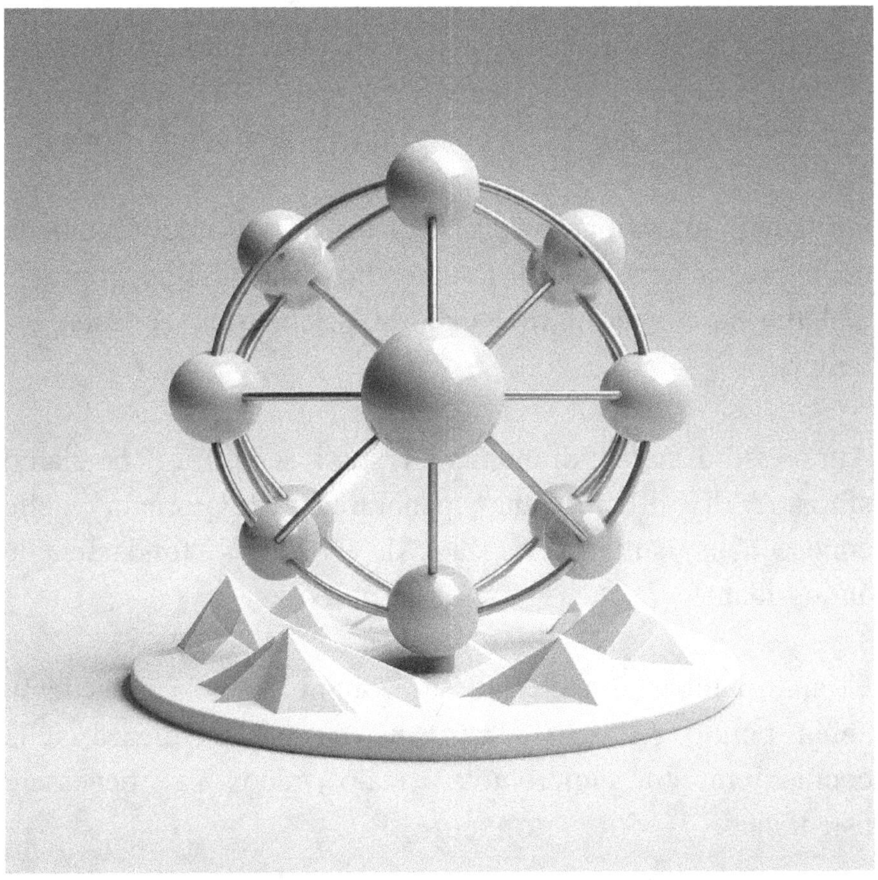

In questo settimo volume abbiamo esplorato in profondità il tema del glutatione e del suo ruolo cruciale per il mantenimento della salute umana.

Giuseppe Rotolo　　　Medicina Funzionale

Prevenzione o cura? Guida alla medicina funzionale

Grazie a un'attenta analisi delle più recenti ricerche scientifiche, abbiamo cercato di mostrare come questo potente antiossidante svolge funzioni metaboliche, immunitarie e protettive essenziali per il corpo umano.

Abbiamo approfondito il suo coinvolgimento in processi cruciali come la detossificazione, la regolazione dell'omeostasi redox e la modulazione dell'infiammazione.

Particolare attenzione è stata dedicata al ruolo del glutatione nella prevenzione e nel trattamento di patologie come le malattie cardiovascolari, i disturbi psichiatrici, l'obesità e i tumori.

Attraverso l'analisi di numerosi studi scientifici, ci siamo sforzati di offrire una panoramica aggiornata delle conoscenze sull'importanza di questo fondamentale antiossidante.

Ci auguriamo che anche questo volume, come i precedenti, abbia potuto risvegliare curiosità e consapevolezza sulle connessioni tra microbiota, stato redox e benessere psicofisico.

Ricerche sempre più approfondite contribuiranno a svelare appieno i complessi meccanismi alla base del rapporto tra il glutatione e la nostra salute.

Giuseppe Rotolo   Medicina Funzionale

Prevenzione o cura? Guida alla medicina funzionale

Tutto questo in un'ottica preventiva e di miglioramento continuo del benessere dell'uomo.

Ecco alcuni punti aggiuntivi per arricchire la conclusione:

- Nel corso del libro sono stati esaminati diversi studi che hanno contribuito a far luce sul ruolo del glutatione in vari sistemi e apparati del corpo

- Particolare focus è stato dato alle interazioni del glutatione con il sistema immunitario e i processi infiammatori

- Sono stati approfonditi anche i meccanismi con cui il glutatione può influenzare lo sviluppo e la progressione di patologie

- Vengono citati alcuni dei fattori, come lo stile di vita e i farmaci, che possono influenzare i livelli di glutatione

- Sono stati presentati i potenziali benefici dell'integrazione di glutatione per vari aspetti di salute

- Il volume si propone come una guida per medici e pazienti, offrendo un quadro dello stato attuale delle conoscenze

- Ci si augura che stimoli ulteriori ricerche per una comprensione sempre più profonda del ruolo di questo antiossidante

- Il glutatione rappresenta un tassello importante nella medicina personalizzata e preventiva

- La collana nel suo insieme vuole essere uno strumento utile per promuovere il benessere attraverso l'ottimizzazione dei sistemi cellulari di difesa